癌症疼痛护理有问必答
（222 问）

主　　编　　陆宇晗

副 主 编　　国仁秀　王　云

组织编写　　北京护理学会肿瘤专业委员会

编　　委　　（按姓名汉语拼音排序）

邓牡红（中国人民解放军总医院第一医学中心）

顾怡蓉（首都医科大学附属北京世纪坛医院）

国仁秀（北京大学肿瘤医院）

李　娜（北京大学护理学院）

李　欣（北京大学肿瘤医院）

陆宇晗（北京大学肿瘤医院）

马晓晓（北京大学肿瘤医院）

王　培（北京医院）

王　云（北京大学肿瘤医院）

许丽媛（中日友好医院）

于文华（北京大学肿瘤医院）

张世翼（北京大学护理学院）

张　莹（北京大学肿瘤医院）

审　　校　　孙　红（北京大学肿瘤医院）

李　然（北京大学肿瘤医院）

陈　钒（北京大学肿瘤医院）

北京大学医学出版社

AIZHENG TENGTONG HULI YOUWENBIDA (222 WEN)

图书在版编目（CIP）数据

癌症疼痛护理有问必答：222 问 / 陆宇晗主编. —
北京：北京大学医学出版社，2022.8
ISBN 978-7-5659-2650-1

Ⅰ. ①癌…　Ⅱ. ①陆…　Ⅲ. ①癌—疼痛—护理—问题
解答…　Ⅳ. ①R73-44 ②R47-44

中国版本图书馆 CIP 数据核字（2022）第 078783 号

癌症疼痛护理有问必答（222 问）

主　　编： 陆宇晗

出版发行： 北京大学医学出版社

地　　址：（100191）北京市海淀区学院路 38 号　北京大学医学部院内

电　　话： 发行部 010-82802230；图书邮购 010-82802495

网　　址： http://www.pumpress.com.cn

E - m a i l： booksale@bjmu.edu.cn

印　　刷： 北京信彩瑞禾印刷厂

经　　销： 新华书店

责任编辑： 赵　欣　　**责任校对：** 靳新强　　**责任印制：** 李　啸

开　　本： 710 mm×1000 mm　1/16　印张：6.75　字数：121 千字

版　　次： 2022 年 8 月第 1 版　2022 年 8 月第 1 次印刷

书　　号： ISBN 978-7-5659-2650-1

定　　价： 38.00 元

本书由
北京大学医学出版基金资助出版

◎ 前 言 ◎

疼痛是癌症患者最为常见的症状之一，严重影响其生活质量。自20世纪90年代起，癌痛规范化治疗逐渐在全国各大医疗机构推广和普及，疼痛作为癌症患者的第五项生命体征被重视和管理。护士作为医疗团队中不可或缺的成员，在癌痛全程管理中发挥着重要作用。

在癌痛患者的全程管理中，如何进行疼痛筛查，让患者及早进入疼痛规范化治疗的路径；如何准确评估疼痛，为疼痛治疗计划的制订提供依据；如何指导患者正确服用止痛药，以有效缓解疼痛；如何预防、观察及处理药物不良反应，保证治疗顺利进行；如何提供疼痛教育，消除患者的顾虑和担忧，提高其治疗依从性……这些都需要系统学习和不断实践。

我们从事癌痛护理规范化培训多年，深知护士在癌症患者症状管理中的困扰。目前国内相关学习资料繁杂，针对癌症疼痛管理进行深入细致讲解且简明实用的工具书却少有。现应广大从事肿瘤护理同仁的需求，收集整理近些年培训班中学员们的问题，以问答的形式编写成书，系统解答护理人员在癌痛全程管理中有关疼痛评估、治疗、护理、教育及随访的问题。

本书的独特之处在于：如同课堂答疑解惑，书中围绕疼痛管理的问题多以学员提出的语言叙述，以便读者能快速对应找到心中的疑问；对问题的回答以简单易懂的叙述呈现给读者以便理解；内容基于现有的癌痛诊疗原则及相关证据编写，详实有据；经由医疗、护理、药剂等领域的多名专家审校，力求科学严谨；第二篇至第五篇附有不同形式的测试题，以激发读者的学习兴趣和帮助理解知识点。

在此感谢参与本书编写的专家团队的辛勤付出！感谢北京大学医学出版社的支持！这是一本简明实用的癌症疼痛管理的工具书，希望本书的出版能够为致力于安宁缓和医疗及肿瘤症状管理的医护同仁们提供帮助。让我们共同携手，助力癌痛患者实现无痛人生！

陆宇晗
于北京大学肿瘤医院

⸎ 目 录 ⸎

第三篇　癌症疼痛治疗原则

第四篇　镇痛药物不良反应及应对

一、便秘

二、恶心呕吐

第五篇　疼痛教育与随访

第一篇

概　述

① 什么是疼痛?

疼痛是一种与现有的或潜在的组织损伤有关的不愉快的感觉和情感体验，包括感觉、情感、认知及社会维度的痛苦体验。这个概念一方面强调了疼痛是个人的主观感受，另一方面强调了疼痛除了受到伤害感受传导途径活化的影响外，还涉及心理和情感过程。

② 引起癌症患者疼痛的原因是什么?

癌症患者的疼痛较为复杂，其原因大致可分为四类：直接由恶性肿瘤浸润、压迫等引起；由肿瘤相关治疗和检查引起；由疾病或治疗的并发症引起；与肿瘤无关的疼痛。无论何种原因引起的疼痛，均应进行积极规范的治疗，以有效缓解患者的疼痛，提高其生活质量。

③ 癌症患者中疼痛的发生情况是怎样的?

疼痛可以发生在癌症患者疾病的各阶段，但更多见于疾病进展期或晚期癌症患者。H. J. Marieke等学者2016年发表的一篇系统综述和Meta分析显示，疼痛在治愈性治疗后的癌症患者中发生率为39.3%，在抗肿瘤治疗的患者中发生率为55.0%，在进展期、转移性及终末期疾病患者中发生率为66.4%。我国于文华等学者的一项调查显示住院癌痛患者中疼痛未得到有效缓解占35.2%。由此可见，疼痛在癌症患者中总体发生率较高，约三分之一的患者疼痛未得到有效控制，需要医护人员关注。

④ 疼痛对癌症患者的生活质量有哪些影响?

疼痛作为癌症患者最为常见的症状之一，严重影响其生活质量，主要表现在以下方面：在生理方面，疼痛可导致患者的功能活动减少、体力和耐力减弱、食欲下降、失眠等，且有研究显示疼痛强度越重，其对患者功能活动的影响程度越大；在心理方面，长期疼痛控制不良使患者情绪低落、焦虑、烦躁、抑郁，甚至失去控制，出现自杀倾向；在社会交往方面，疼痛导致患者情感低落、社会活动减少、增加照顾者负担；在精神方面，疼痛加重了患者的精神痛苦，可表现出质疑信念，甚至失去对抗肿瘤治疗的信心和活下去的希望等。

⑤ 什么是基础疼痛？

基础疼痛指患者过去1周每天超过12小时存在的疼痛（每天大部分时间存在的疼痛），或不使用镇痛药物就会出现的疼痛，其严重程度称为基础疼痛强度。癌症患者的基础疼痛通常与肿瘤浸润组织和神经有关，多表现为持续的慢性疼痛。

⑥ 什么是爆发痛？

爆发痛是指在基础疼痛控制相对稳定和充分的前提下，自发或有触发因素引起的短暂剧烈疼痛。

⑦ 癌痛患者的爆发痛有哪些特点？

癌痛患者的爆发痛通常具有以下特点：疼痛急性发作、持续时间短、疼痛强度为中重度、可多次发作、部位与基础疼痛部位一致。

⑧ 癌痛患者爆发痛的常见分类有哪些？

根据疼痛发作的诱因，癌痛患者的爆发痛通常可分为自发性疼痛、事件性疼痛及剂量末疼痛三类。特点如下：自发性疼痛通常无明确诱因；事件性疼痛通常与具体行为或动作有关，如伤口换药、静脉穿刺、骨髓活检、活动不当等；剂量末疼痛指发生在按时给予阿片类药物的剂量间隔结束前发生的疼痛，通常与基础疼痛控制不良有关。

⑨ 什么是伤害感受性疼痛？

根据疼痛发生的病理生理机制，主要包括伤害感受性疼痛和神经病理性疼痛。伤害感受性疼痛是癌痛的常见类型。人体的伤害感受器主要分布在皮肤、内脏、肌肉和结缔组织中，伤害感受性疼痛是由于躯体和内脏组织损伤激活了伤害感受器引起的。

伤害感受性疼痛可进一步分为躯体痛和内脏痛。其中躯体痛通常疼痛部位明确，如肿瘤骨转移、肿瘤侵犯关节或软组织，尤其是活动影响到受累部位时，通常被描述为刺痛、酸痛、搏动性疼痛或压迫性疼痛。内脏痛由身体脏器受肿瘤浸润、压迫或牵引引起，定位不明确，通常被描述为挤压痛、锐痛、痉挛痛、钝痛、胀痛或牵拉痛等。例如肿瘤引起恶性肠梗阻时出现肠蠕动引发的绞痛及炎症和牵拉引起的持续疼痛，肝包膜拉伸引起的肝区疼痛，脑转移导致颅内压增高引发的头痛等。

⑩ 什么是神经病理性疼痛？

神经病理性疼痛是癌痛的常见类型，由肿瘤浸润或治疗引起外周神经或中枢神经系统受损所致。通常表现为烧灼样痛、刀割样痛、麻刺痛、钳夹样痛、电击样痛等，可伴有感觉或运动功能障碍或丧失。

⑪ 如何理解"整体痛"的概念？

临床常有护士说"有的患者可能没那么疼，就是为了得到更多的关注，怎么办？"那就满足患者的需求，用多一些时间去倾听和理解他的感受。因为疼痛是一种涉及多种因素的复杂现象，患者躯体上的疼痛可以通过多种情绪反应表达出来，而患者的心理精神痛苦也可以通过症状的严重程度表达，这些因素常常相互关联，相互影响。

国外疼痛治疗领域专家在1983年建立了疼痛评估的多因素模型，提出了疼痛是个人独特的感受，是在多维因素相互作用下产生的个人体验，包括生理和感知因素、情感因素、认知因素、行为因素、社会文化因素及环境因素。疼痛的生理和感知因素解释了疼痛的原因和特点。情感因素指与疼痛体验相关的情绪反应，如易怒、焦虑、抑郁、注意力分散、情绪障碍或失去控制，这些都会影响疼痛控制的效果和满意度。认知因素包括疼痛影响个人思考的方式，如何看待自己与疼痛的关系、对疼痛和疼痛治疗的态度和信念，这些因素影响了患者在疼痛治疗过程中的参与度及疼痛控制效果。行为因素指患者表达和应对疼痛的方式。社会文化因素包含了患者的人口学资料，如年龄、种族、性别、信仰、婚姻、社会支持等。环境因素指接受治疗所处的环境，安静、舒适的环境有助于缓解疼痛，反之可能加重疼痛体验。疼痛评估的多因素模型描述了多种因素对患者疼痛体验的影响，为临床进行全面评估及采取干预措施提供了概念基础。

⑫ 癌症疼痛综合治疗的原则是什么？

癌症患者的疼痛需要综合治疗，主要包括抗肿瘤治疗、药物治疗、非药物治疗三部分。由肿瘤疾病本身引起的疼痛需要针对病因提供抗肿瘤治疗，在给予抗肿瘤治疗的同时应给予镇痛药物和非药物方法积极控制症状。对于非癌性因素引起的疼痛应查找病因，预防及消除引发疼痛的因素，同时给予镇痛药物和非药物方法对症治疗以缓解疼痛。

⑬ 癌痛治疗中影响疼痛有效控制的障碍有哪些？

虽然我国癌痛规范化治疗推广普及30余年取得了许多显著的成绩，但是未得到有效缓解的疼痛仍普遍存在，归结障碍因素，主要来自医护人员、医疗机构及患者和家属三个方面。第一，医护人员对患者的疼痛重视不够；癌症疼痛规范化治疗的知识和技能缺乏。第二，医疗机构缺乏镇痛药物，尤其是用于中重度癌痛治疗的阿片类药物缺乏或配备不足；国家关于麻醉药品管理的政策和制度在许多医疗机构未得到有效落实。第三，患者及家属对疼痛治疗及镇痛药物存在误区、顾虑和担忧，从而出现不遵医行为，导致疼痛控制不良。

⑭ 医护人员相关的疼痛控制障碍因素有哪些？

医护人员对癌痛治疗重视不足。认为肿瘤治好了疼痛自然会消失，由此忽略了对疼痛治疗的关注。事实上，抗肿瘤治疗需要较长时间且治疗相关不良反应较多，在抗肿瘤治疗过程中只有有效缓解疼痛，患者才能保持良好的身心状态接受抗肿瘤治疗，保证治疗顺利进行。

医护人员缺乏癌痛规范化治疗知识和技能。包括：缺乏疼痛评估的知识和技能，不能全面、连续、准确地评估患者的疼痛情况，从而影响了疼痛治疗方案的制定和及时调整；对癌痛规范治疗的原则掌握不足，在镇痛药物选择、用药途径、给药时间、药物剂量及不良反应处理等方面存在医嘱不规范的情况。

部分医护人员自身对疼痛治疗及镇痛药物存在误区或顾虑，如担心阿片类药物的成瘾性、呼吸抑制等，可能导致患者出现镇痛不足的现象。

（15）护士在癌痛管理中能够发挥哪些专业作用？

癌症疼痛通常为慢性病程，护士可以在癌痛患者的全程管理中发挥专业作用，例如通过疼痛筛查找出疼痛患者，及时引导进入疼痛规范化治疗路径；通过疼痛评估了解患者的疼痛情况、对生活质量的影响及疼痛缓解程度，为医生制定镇痛治疗方案和调整用药提供依据；熟悉疼痛治疗原则，指导患者正确用药，预防和应对药物不良反应；正确实施非药物护理措施，促进疼痛有效缓解；识别与患者相关的障碍因素，提供疼痛教育，消除其顾虑，提高患者在疼痛治疗中的依从性；提供疼痛随访支持，提高癌痛患者居家期间的疼痛管理质量等。

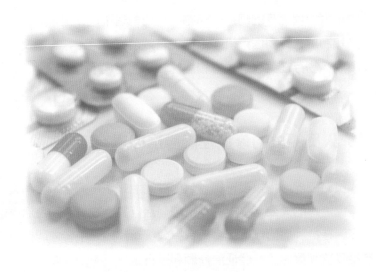

第二篇

疼痛筛查与评估

① 什么是疼痛筛查?

疼痛筛查是指应用快速、简便的方法从癌症患者中找出伴有疼痛的患者，以便及早进行规范诊治。可通过询问患者简单的问题进行筛查，例如问患者"大多数人一生中都有过疼痛经历，如轻微头痛、扭伤后痛、牙痛，除了这些常见疼痛外，现在你是否还有其他类型的疼痛或不适?"对于筛查出的疼痛患者，应进行全面疼痛评估，规范诊治，积极控制症状，提高患者生活质量。

② 什么是疼痛评估?

疼痛评估是指有计划、有目的、系统地收集患者的疼痛相关信息。

③ 护士为什么要掌握疼痛评估的知识和技能?

癌痛管理是一个多学科协作的过程，护士是其中不可或缺的成员，准确的疼痛评估是癌痛全程管理中的重要内容。护士只有熟练掌握疼痛评估的知识和技能，才能及时发现患者疼痛相关的问题，及时采取有针对性的干预措施，促进疼痛有效缓解。例如，在疼痛评估中连续评估和记录患者的疼痛变化情况，可为医生调整镇痛方案提供依据；在疼痛评估中发现疼痛限制了患者的自理能力，应在护理计划中加强基础护理，满足患者的自理需求；如发现患者未按时服用镇痛药物导致疼痛控制不良，应评估其原因，给予正确的用药指导和疼痛教育；如发现患者镇痛不足，及时与医生沟通以促进疼痛得到有效控制等。

④ 对癌痛患者进行全面疼痛评估应包括哪些内容?

全面疼痛评估对于制定系统、规范的疼痛治疗计划非常重要。根据美国国立综合癌症网络（National Comprehensive Cancer Network，NCCN）的《成人癌痛临床实践指南》（第2版，2021），疼痛全面评估应包括以下三个方面内容。

（1）疼痛病史：疼痛部位、牵涉痛的部位、疼痛有无放射、疼痛强度

（过去24小时和当前的疼痛强度、静息和活动时的疼痛强度）；疼痛对活动的影响（疼痛对日常活动、情绪、睡眠、爱好、与他人的关系等的影响）；疼痛时间（疼痛发作时间、持续时间、持续性还是间歇性）；疼痛性质；加重和缓解的因素；其他相关症状；当前的疼痛治疗情况，包括用药名称、剂量、间隔等；患者用药依从性；疼痛缓解程度；药物不良反应；既往疼痛治疗情况；与疼痛相关的特殊问题（疼痛对患者和家属的影响、患者和家属对疼痛和疼痛用药的态度、有无精神困扰、患者对疼痛治疗的期望等）。

（2）社会心理因素：有无抑郁表现；家属和他人的支持；有无药物滥用史；镇痛药物使用不当或滥用的危险因素；镇痛不足的危险因素（儿童、老年、少数民族、交流障碍、药物滥用史、神经病理性疼痛、文化因素等）。

（3）医疗史：肿瘤治疗史、其他疾病、既往有无慢性疼痛；体格检查；实验室和影像学检查。

⑤ 疼痛评估的基本原则是什么？

疼痛是患者的主观感受，对于具备沟通能力的患者应以患者的主诉为依据。癌症疼痛通常是一个变化的过程，因此疼痛评估应贯穿在疾病全程，进行连续、动态评估。

⑥ 什么是疼痛强度？

疼痛强度是指疼痛的严重程度，是疼痛的要素之一，可为疼痛治疗中镇痛药物的选择提供依据。疼痛强度可使用单维度疼痛评估量表进行评估。

⑦ 评估疼痛强度常用的量表有哪些？

单维度疼痛评估量表用于量化疼痛强度，为临床选择镇痛药和调整药物剂量提供依据。目前常用的评估量表包括：数字评估量表（numeric rating scale，NRS）、视觉模拟评估量表（visual analog scale，VAS）、面部表情疼痛评估量表（faces pain scale-revised，FPS-R）及语言分级评分法（verbal rating scale，VRS）。

⑧ 什么是数字评估量表（NRS）?

数字评估量表（NRS）是临床应用最为普遍的评估疼痛强度的工具，该工具由0～10数字组成，等间距标出。"0"表示无痛，随着数字增加，疼痛强度增加，"10"表示最痛。请患者指出最能代表他的疼痛严重程度的数字。该量表简单易懂，容易被理解和使用。

⑨ 什么是视觉模拟评估量表（VAS）?

视觉模拟评估量表（VAS）将一条100 mm的水平或垂直线模拟分成100个点，两端分别代表无痛和最痛，请患者根据自己的感受对疼痛强度做出标记。该量表敏感性高，信效度佳；使用方便，评估快速，能准确反映疼痛强度变化；与数字疼痛评估量表和面部表情疼痛评估量表相关性较好。但需要视觉好且需要用笔准确标记，在一些终末期虚弱患者中应用有困难。

⑩ 什么是面部表情疼痛评估量表（FPS-R）?

面部表情疼痛评估量表（FPS-R）在临床应用也较为普遍。该量表用脸谱的形式将面部表情由高兴到极其痛苦分成不同等级，最左端微笑的表情对应无痛，疼痛强度为"0"，从左到右表情逐渐痛苦，最右端的痛苦表情对应患者无法忍受的最痛，疼痛强度为"10"。这一评估工具排除了语言障碍和文化差异带来的影响，简单、直观、形象，适用于儿童、老年人、有轻度认知障碍者及成人中缺乏学习、语言表达能力及使用NRS或VAS困难的患者。

⑪ 什么是语言分级评分法（VRS）?

主诉疼痛程度分级法（VRS）是根据疼痛对患者的生活质量的影响程度将疼痛强度分为4个等级。0级为无痛；Ⅰ级为轻度疼痛，有疼痛但可以忍受，能正常生活，睡眠不受干扰；Ⅱ级为中度疼痛，疼痛明显，需用镇痛药物治疗，睡眠受干扰；Ⅲ级为重度疼痛，疼痛剧烈，不能忍受，睡眠受到严重干扰，可伴有自主神经紊乱或被动体位。

⑫ 患者文化程度低，理解疼痛评分量表有困难怎么办？

临床中有护士反映"患者文化程度低，怎么教也学不会疼痛强度评估"。针对这种情况，可采取以下措施：第一，护士首先应熟悉各种疼痛强度评估工具的使用方法、优缺点及适用人群；第二，接诊患者时应评估患者的文化程度和理解能力，请患者一起选择最符合其理解能力和接受度的疼痛评估工具；第三，向患者讲解评估工具的使用方法，确认其理解，并在疼痛治疗全程使用同一评估工具。

⑬ 如何教会疼痛患者使用疼痛强度评估工具？

癌痛患者入院时，护士应教会其使用疼痛强度评估量表。以数字评估量表（NRS）为例，步骤如下：①向患者说明掌握该评估工具的目的和重要性，让其知晓在诊疗全程需要自己汇报疼痛强度，医生将根据其程度选择镇痛药和调整药物剂量；②讲解评估量表中各数字代表的含义，数字"0"代表无痛，"10"代表最痛，随着数字增加，疼痛强度随之增加；③请患者应用该量表的数字说出过去24小时大部分时间的疼痛强度以及当前时间点的疼痛强度，以确认其理解；④强调疼痛强度只是疼痛要素之一，如果疼痛部位和性质等发生改变也要告知医护人员；⑤共同制定疼痛缓解的目标。

⑭ 什么是多维度疼痛评估工具？

多维度疼痛评估量表整合了患者的疼痛部位、性质、疼痛强度、对生活质量的影响、疼痛缓解程度、镇痛药物不良反应及其他与疼痛相关的内容，用于对患者的疼痛情况进行全面评估。常用的全面疼痛评估的工具有简化麦吉尔疼痛问卷（short-form of McGill pain questionnaire, SF-MPQ）、简明疼痛评估量表（brief pain inventory, BPI）、记忆疼痛评估卡片（memorial pain assessment card, MPAC）等。每种评估工具各有优缺点，医护人员可根据疼痛患者的理解能力及评估目的选择合适的疼痛评估工具。

⑮ 常用于全面疼痛评估的工具有哪些?

麦吉尔疼痛问卷(MPQ)最早用于疼痛全面评估,1987年Melzack在其基础上简化形成简化麦吉尔疼痛问卷(SF-MPQ),由15个描述词汇组成,疼痛强度分0~3个等级,已证实有较好的信度和效度。2009年,Dworkin等将简化的麦吉尔疼痛问卷进一步补充和完善,形成了简化麦吉尔疼痛问卷-2(SF-MPQ-2),该调查问卷由22个疼痛相关词语组成,如锐痛、绞痛、烧灼痛等,每一个疼痛描述根据程度分为0~10不同强度等级。已有中文汉化版本,临床应用有较好的信度和效度。

简明疼痛评估量表(BPI)是多维度疼痛评估工具,可评估疼痛的部位、疼痛强度、疼痛缓解程度及对日常生活的影响。其中疼痛强度包括过去24小时的最剧烈、最轻微、基础疼痛强度及当前疼痛强度;疼痛对生活的影响包括对行走、一般活动、情绪、工作、娱乐、睡眠、与他人关系的影响程度。这是一种相对简明实用的疼痛全面评估工具,缺点是未包含对疼痛性质的评估。

记忆疼痛评估卡片(MPAC)是多维量表中较为简单实用的评估工具,包含3个视觉模拟评估量表(VAS),分别测量疼痛强度、疼痛缓解情况及疼痛对情绪的影响,1个语言描述量表(VDS),描述疼痛。通常可在20秒内完成,可快速评估患者的疼痛强度、疼痛缓解程度及心理痛苦。

⑯ 用于评价疼痛管理质量的工具有哪些?

评价医疗机构疼痛管理的效果是促进疼痛管理质量持续改进的重要内容。目前临床多从患者的疼痛强度和生活质量方面评价疼痛改善情况,事实上,癌症患者的疼痛管理包含了更广泛的内容。其中美国疼痛协会患者结局问卷(American Pain Society patient outcome questionnaire,APS-POQ)在疼痛管理质量评价中应用较多。美国疼痛协会质量改进指南(American Pain Society quality improvement guidelines)提出疼痛管理应从疼痛强度,疼痛对活动、睡眠、情感的影响,疼痛治疗不良反应及患者对疼痛管理的感知六个方面进行评价,并组织编制了APS-POQ,之后于2010年进行了修订,形成修订版问卷APS-POQ-R,用于测评患者癌痛管理结局和急性疼痛管理结局。问卷由21个条目组成,其中18个条目为问卷核心条目,分为5个维度:疼痛强度及睡眠受干扰维度、情感维度、活动受干扰维度、疼痛相关不良反应及患者对疼痛管理的感知维度。采用0～10分评分法，前4个维度得分越高，表明患者疼痛管理结局越差；第5个维度"对疼痛管理的感知"得分越高，表明疼痛管理结局越好。另外3个条目为描述性条目，包括获得的疼痛相关信息有用度、是否采用非药物镇痛方式及医护人员是否鼓励患者使用非药物镇痛方式。目前已有中文汉化版本及在癌痛管理质量评价中的应用研究报道。

⑰ 什么情况下应对癌痛患者进行全面疼痛评估？

有很多护士反映临床中频繁的全面疼痛评估让患者感到困扰，意义也不大，不知道什么时候该对患者进行疼痛全面评估，什么时候只需要评估疼痛强度即可。实际上评估时机取决于进行疼痛评估的目的。全面疼痛评估能够收集较为全面的疼痛相关信息，可为制定疼痛治疗方案、查找疼痛控制不良的原因及调整治疗方案等提供依据。因此，在癌痛治疗过程中，全面疼痛评估的时机至少包括：患者入院制定疼痛治疗计划前；住院期间如疾病或治疗等原因导致疼痛部位、性质发生改变时；如疼痛控制平稳，至少每2周应进行一次全面评估。

⑱ 什么情况下只需要评估癌痛患者的疼痛强度？

临床中如果仅需了解癌痛患者的疼痛强度，为调整镇痛药物剂量提供依据，则只需常规评估疼痛强度即可，例如阿片类药物剂量滴定过程中及每日常规疼痛评估。常规疼痛评估即每日在相对固定时间点评估过去24小时的基础疼痛强度，出现爆发痛时随时评估，给予处置后评估疼痛缓解程度，并记录。

⑲ 患者诉说的疼痛强度评分可能过高或过低，如何准确判断？

有护士说"患者感觉不准确，经常夸大描述其不适感受，有时候不是真疼……"这是临床中普遍存在的误区。医护人员常常根据主观判断或质疑患者汇报的疼痛感受，从而导致疼痛评估不准确，影响了后续疼痛治疗计划的制定和调整。事实上，疼痛是一种主观感受，只有患者最了解自己的感受，他人无法判断其程度是"过高"还是"过低"，因此，对于有沟通和表达能力的患者，医护人员应尊重和接受其关于疼痛强度的主诉。

㉑ 进行疼痛评估时，患者不会描述疼痛性质怎么办?

Melzack教授于1975年发展了用于全面疼痛评估的麦吉尔疼痛问卷（MPQ），并于1987年将其简化成为简化麦吉尔疼痛问卷（SF-MPQ）。由于其未包含神经病理性疼痛的评估条目，有一定的局限性，Dworkin等则在简化MPQ基础上制定了SF-MPQ-2，增加了对神经病理性疼痛性质的描述。李君等研究者于2013年对量表进行了汉化，并对其信效度进行了多中心验证。该量表包含22个条目，分为持续性疼痛、阵发性疼痛、神经病理性疼痛、对情绪的影响共4个维度。条目依次描述为：跳痛、射击样疼痛、刀割痛、尖锐痛、痉挛牵扯痛、持续性咬痛、热灼痛、酸痛、坠痛、轻压痛、撕裂痛、疲惫-无力、令人厌恶的、害怕、折磨-惩罚感、电击痛、冷痛、穿刺痛、轻轻触摸导致的疼痛、瘙痒、麻刺痛或针刺痛或蜇痛、麻木。在疼痛评估中，当患者不会描述疼痛性质时，可参照该量表给出疼痛性质的各种描述，请患者选择与自己的感受最贴切的词语。

㉑ 由医护人员通过观察患者的行为判断其疼痛强度是否合适?

虽然行为观察可能为判断患者是否正在经受疼痛提供线索，但是他人观察到的行为表现不一定等同于患者真实的疼痛感受。因为每个人的应对方式不同，他们表现出来的行为和表情也会存在较大差异，因此对于意识清楚、不存在沟通障碍的患者，不建议通过观察患者的行为变化判断其疼痛强度，应以患者的主诉为依据。

㉒ 患者主诉疼痛严重但看上去表情一点儿也不痛苦，如何判断他的疼痛强度?

有医护人员反映"患者主诉的疼痛强度评分与其表现出来的面部和身体行为特征不符"。为什么会出现这样的现象？因为面对同样强度的疼痛刺激时，每个人的应对方式不同，其外在行为表情的变化也有所不同。有的人可能表现出痛苦表情、呻吟、哭泣、来回踱步，有的人则可能表现为双眼紧闭、蜷缩不动、表情淡漠等。无论患者采取何种应对方式，医护人员都应记住无痛是每一位患者的权利，不应只关注表情痛苦的患者而忽略了默默忍受疼痛的患者。对于不存在意识和沟通障碍的患者，疼痛评估应以其主诉为依据。

23 能否通过生命体征的改变判断癌痛患者的疼痛强度？

不能。对于慢性癌痛患者，不推荐根据生命体征的变化判断其疼痛强度。原因如下：一方面癌症疼痛属于慢性病程，患者通常不伴有生命体征的改变；另一方面，这些指标的改变也可能是由于压力、焦虑、恐惧造成的，而不是疼痛特有的。需要注意的是，如果慢性癌痛患者出现血压、脉搏、呼吸频率等生命体征的改变，应警惕肿瘤相关急症的发生，如病理性骨折、肝破裂、肠穿孔等。

24 有的患者总是诉说疼痛，会不会是心理作用所致？

一方面，疼痛是一种令人不愉快的主观体验，包含了感觉、情感、认知和社会维度，既然是主观感受，就会受到各种负性心理情绪的影响，沮丧、愤怒、悲伤等情绪都可能成为疼痛加重的因素。另一方面，疼痛影响患者的生活质量，包括对心理情绪产生影响。长期不缓解的疼痛让他们焦虑、烦躁、寝食难安，加重心理精神痛苦，甚至出现自杀倾向。疼痛的躯体感受与心理痛苦二者互相影响。作为医护人员，面对总是诉说疼痛的患者，应耐心倾听，全面评估患者的疼痛情况，如果确定有导致疼痛加重的心理精神方面的相关因素，则应同理患者的感受，提供心理情感支持措施，疏导负性情绪，从而减轻疼痛。如果判断患者存在镇痛不足的现象，则应积极查找导致疼痛控制不良的原因，与医生沟通，及时调整疼痛治疗方案，以促进疼痛得到有效缓解。

25 阿片类药物滴定过程中患者睡着了有必要叫醒吗？

不需要。初次进行镇痛治疗，使用即释药物进行药物滴定确定镇痛药物起始剂量时，前几个滴定周期可能需要每小时评估疼痛强度。通常情况下，疼痛强度NRS评分小于4分患者才能入睡，如果此时患者安然入睡，可视为疼痛缓解满意。如果患者因为疼痛醒来，则应立即评估其疼痛强度，按需给予镇痛药物缓解疼痛。

26 癌痛患者和家属不配合疼痛评估怎么办？

有护士说"每天进行常规疼痛评估时，患者及家属不愿意回答"。这种情况下应考虑是否存在以下问题：第一，患者疼痛控制不良，医护人员反复进行疼痛评估却不能有效解决患者的痛苦，因此不愿意配合。第二，患者的疼痛已控制平稳，不再影响生活质量，医护人员频繁的询问让其感到被打扰。第三，疼痛评估内容和频次过多，例如医护人员每日进行全面疼痛评估，询问很多问题，给患者带来额外的负担。对于患者和家属"不配合"疼痛评估的情况，管理者应分析是否存在以上问题，针对具体问题进行改进。一方面要发挥疼痛评估的作用，积极促进疼痛有效缓解；另一方面，根据疼痛评估的目的明确疼痛评估的时机和内容，制定相应的管理制度和流程，既要提高护士的工作效率，又要减轻患者的负担。

27 对存在意识和沟通障碍的患者如何评估其疼痛？

患者的主诉是疼痛评估的金标准，但是对于一些有沟通障碍或严重认知障碍如痴呆或谵妄的患者，医护人员很难获得他们的主诉。患者没有能力通过说、写、指进行沟通，他们的疼痛也常常因此被忽视，导致疼痛控制不良。国际疼痛协会（IASP）明确指出，对无法沟通和认知障碍的患者不能忽视他们的疼痛体验，应给予合适的疼痛治疗。

美国疼痛治疗护理协会（ASPMN）推荐对不能用言语沟通的患者进行疼痛评估时，评估技巧使用的优先级别依次为：①如果有可能尽量获得患者的主诉；②寻找引起疼痛的潜在原因和其他病因；③观察患者提示其疼痛存在的行为；④获得主要照顾者关于疼痛和行为改变的汇报；⑤尝试使用镇痛试验缓解因疼痛引起的行为改变。

28 对存在意识和沟通障碍的患者，哪些行为提示患者正经受着疼痛？

对沟通和意识障碍的患者，一些行为可以提示疼痛的存在，包括面部表情、身体动作、保护性行为、特殊语言或发声、精神状态及行为方式的改变等。例如面部表情出现苦脸、皱眉、额头紧锁、面部肌肉抽搐、双眼不睁、牙关紧闭等；身体动作可见躁动不安、来回踱步、摇摆、连续或间断变换体位、退缩等；患者叹息、呻吟、抱怨、尖叫，或发出短语"帮帮我""别碰我"，诅咒、辱骂、祈祷等。医护人员可以从患者表现出与以往不同的变化来发现疼痛存在的线索。与以往相比出现食欲减退、睡眠改变、活动减少、情绪低落、神情恍惚，甚至出现定向障碍等变化，都提示患者可能出现疼痛。

29 对存在意识和沟通障碍的患者可使用哪些疼痛评估工具？

准确评估不能用言语沟通和意识障碍的患者的疼痛情况是一种挑战，一些评估工具可以提供帮助。目前常用于评估危重、有或无插管的成年患者疼痛的量表有行为疼痛量表（behavioral pain scale, BPS）和重症监护疼痛观察工具（critical care pain observation tool, CPOT）。行为疼痛量表（BPS）最早发展用于评估婴幼儿和儿童的操作相关疼痛，可通过观察患者面部表情、有无哭泣及身体动作三个方面的反应判断疼痛强度，后进一步发展用于评估危重患者的疼痛强度。重症监护疼痛观察工具（CPOT）从患者的面部表情、身体运动、插管患者对机械通气的顺应度或非插管患者发声情况、肌张力四个方面对疼痛强度进行评估。

语言障碍老年疼痛评估表（pain assessment checklist for seniors with limited ability to communicate, PACSLAC）适用于有语言沟通障碍的老年患者。不舒适行为量表（discomfort behavior scale, DBS）在临床应用也较为普遍。

各评估工具各有优缺点，医护人员应根据评估对象的人群特点进行合理选择。

30 什么是镇痛试验？

对不能用言语沟通和有认知障碍的患者，当可疑疼痛存在时，还可以使用镇痛试验来判断。当尝试给予镇痛治疗后，患者的烦躁不安、痛苦表情等行为缓解或消失，即可认为疼痛存在，如无效则考虑其他原因。在其他疼痛评估工具无法判断疼痛是否存在时，镇痛试验可以作为一种评估方法。

㉛ 小孩子总是哭，是因为害怕还是因为疼痛？

判断一个小孩子是否因为疼痛而哭泣，应全面评估有无引起疼痛的现存的或潜在的因素，如疾病因素、治疗因素、可能引起不适的检查、技术操作以及环境因素等。例如一个不到2岁的孩子摔倒了，被大人用力拉起来以后抱着左臂一直哭，不让别人碰，就要考虑可能发生了肘关节脱臼，应及时就医。很多时候小孩子要去注射疫苗，在还没有开始前就哭了起来，是因为害怕，这种情况下，营造温馨的环境、转移孩子的注意力、关切的态度、恰当的沟通技巧对于缓解孩子的焦虑和恐惧就非常重要。

㉜ 儿童通常说不清楚疼痛强度，听父母的主诉是不是会更准确？

不一定。未成年人分为不同的年龄段，婴幼儿如果出现疼痛，通常以哭泣、强迫体位、保护性姿势为主要表现，而学龄儿童则通常可以表达自己的疼痛感受和程度。婴幼儿的疼痛评估方法可参照沟通障碍人群的疼痛评估原则。评估学龄儿童的疼痛时则应以患者的主诉为准，可选择面部表情疼痛评估量表，该量表直观、生动、形象，容易被儿童理解和接受。

㉝ 患者不会讲普通话，沟通困难，如何评估？

疼痛评估应以患者的主诉为依据。如果患者不会讲普通话，但意识清楚，可以使用辅助工具进行沟通，例如准备纸笔，请患者写出自己的疼痛情况，也可以使用图片，标识疼痛位置，勾选疼痛强度、性质、对自己生活质量的影响等。也可选用简单直观的疼痛评估工具如面部表情疼痛评估量表，请患者选择与其疼痛感受最相符的面部表情。

㉞ 癌痛患者忍痛不说或隐瞒不说怎么办?

在临床,看到有些患者默默忍受着疼痛,不愿意说出来,医护人员应该如何去做? 首先,评估患者忍痛不说背后的原因,常见情况有以下几种: ①看到医护人员很忙碌,不好意思麻烦别人,尤其是周末工作人员少的时候或者夜间休息的时候。②不想用镇痛药,可能担心成瘾、担心药物耐受、担心药物副作用。③认为忍受疼痛是坚强的表现,生病的父母在子女面前想要维持尊严而忍痛不说,生病的子女怕父母担心而忍痛不说。

医护人员应根据具体原因提供有针对性的干预措施,例如,勤巡视病房,询问患者有无不适,向患者灌输无需忍痛的观念,讲解保持无痛的身心状态对治疗和康复的重要性;评估患者有无对疼痛治疗及镇痛药物的顾虑和担忧,给予解释,消除顾虑,鼓励患者积极参与到自己的疼痛治疗中。

㉟ 为什么要评估疼痛对患者功能活动的影响?

未缓解的疼痛是一种不愉快的身心体验,直接影响患者的日常功能及活动能力,包括自理能力、休息、睡眠、娱乐、社会交往、性生活、家庭角色等。

评估疼痛对患者功能活动的影响,可为制定护理计划提供指引。例如有患者因为疼痛无法穿衣、进餐、如厕等,应加强基础护理,满足患者的自理需要,必要时可允许专人陪护。

评估疼痛对患者活动的影响,可为患者提供正确的活动指导,预防并发症。例如患者合并肿瘤腰椎转移,则应指导患者避免久站、久坐及其他腰椎负重的活动,活动时应佩戴腰托,减少腰椎负重,预防病理性骨折。

此外,评估疼痛对患者功能活动的影响,可与患者共同制定疼痛缓解的目标。

㊱ 如何制定疼痛缓解的目标?

疼痛是一个人的主观体验,每个人对疼痛强度的感知和耐受程度均有所不同,因此医护人员应与患者一起制定疼痛缓解的目标。目标通常以保证患者的基本功能和舒适为准。例如，对一名胸部手术术后患者，如果疼痛控制在NRS评分3分及以下，患者可以很容易咳嗽咳痰而不引起伤口剧烈疼痛，则疼痛强度NRS评分3分就是该患者疼痛缓解的目标。如果患者因疼痛严重影响睡眠，而疼痛强度若缓解到NRS 4分以下，患者可以安然入睡，这个疼痛强度分值就是该患者的疼痛缓解目标。

㊲ 为什么要评估疼痛对患者心理情绪的影响？

慢性癌痛通常会让患者产生焦虑、沮丧、烦躁、内疚、绝望等心理情绪反应，甚至出现自杀倾向，这些情绪改变又会加重患者对疼痛的感知和体验，形成恶性循环。因此，应评估疼痛对患者心理情绪的影响，及时提供专业辅导和支持，不仅可以减轻其心理精神痛苦，而且有助于疼痛得到有效缓解。

㊳ 患者疼痛难以忍受出现自杀倾向怎么办？

①评估高危风险人群。有资料显示对难以忍受的疼痛的恐惧是癌症患者求死的主要原因，尤其见于疼痛反复发作控制不佳、既往有抑郁发作史、既往有试图自杀史、缺乏家庭社会支持等患者。②确定因为疼痛控制不佳引发的自杀倾向，应全面评估患者的疼痛及治疗情况，找出疼痛控制不佳的原因，与医疗团队沟通，及时调整治疗计划，有效控制疼痛。③主动陪伴和倾听，鼓励患者表达情绪感受，给予理解和尊重，并提供心理情感支持。④评估患者的心理精神状态，如患者出现严重焦虑或抑郁状态，应请心理康复专业人员会诊给予干预。⑤提供安全的治疗环境，加强巡视，如有异常及早发现。

㊴ 为什么癌痛治疗中要评估患者的治疗依从性？

癌性疼痛是一种慢性疼痛，需要按时服用长效镇痛药物控制基础疼痛。目前无论在住院期间还是院外居家期间，在癌痛治疗中患者延迟服用镇痛药物、自行减量、自行停药、拒绝服药、要求针剂等行为仍然普遍存在，导致疼痛控制不佳。因此，评估患者在疼痛治疗中的用药行为以及患者不依从的原因，制定有针对性的护理措施，提高治疗依从性，是促进疼痛得到有效缓解的重要内容。

40 为什么要评估患者对疼痛及疼痛治疗的认知和态度？

在临床，疼痛治疗医嘱规范的前提下，不遵医嘱服用镇痛药的现象仍普遍存在，导致疼痛控制不良。患者不遵医嘱用药行为的原因是他们对疼痛及疼痛治疗存在误解、顾虑和担忧。常见的顾虑和担忧包括：担心长期服用镇痛药会成瘾，担心现在用镇痛药，以后不管用了；担心长期用镇痛药会依赖，以后无法停药；担心药物副作用难以控制；担心总说痛医护人员会烦；担心总说痛会转移医生治疗肿瘤的注意力；认为忍痛是坚强的表现等。因此，在疼痛治疗中，护士应评估患者对疼痛及疼痛治疗的态度，以提供有针对性的疼痛教育，消除其顾虑和担忧，提高其治疗依从性，从而促进疼痛得到有效缓解。

41 为什么要评估家庭主要照顾者在疼痛治疗中的态度和作用？

家庭主要照顾者即家属在癌痛治疗中起重要作用，如提醒患者按时服药、记录患者的疼痛变化及缓解情况、预防和处理药物不良反应、实施非药物治疗措施、提供情感支持等，特别是在患者疾病晚期居家期间。家属在疼痛治疗中的积极参与对护患双方都是一种支持。另外，家属对镇痛药物的顾虑在一定程度上也会影响患者的态度及用药行为。因此，护士应评估家属对疼痛治疗的态度及在患者的疼痛治疗中的作用，以调动其作用，共同促进疼痛管理目标的实现。

42 为什么不同的医护人员进行疼痛评估的结果有时候不一样？

不同的医护人员评估同一位患者得到不同的疼痛强度的信息，这是因为他们询问患者的内容和方式不一致导致的。在疼痛评估中，无论医生还是护士，如果以同样的方式询问患者，则收集到的信息也应该是一致的。如果需要了解患者的基础疼痛强度，应询问患者"请问您在过去24小时内大部分时间的疼痛强度评分是多少？"如果要了解当前患者的疼痛强度，则应询问患者"请问您当前的疼痛强度评分是多少？"记录的时候也应注明这个疼痛强度分值是患者过去24小时的基础疼痛强度还是某一时刻的疼痛强度。

㊸ 患者的疼痛评估应该由医生还是由护士来做？

疼痛是癌症患者常见的症状之一，严重影响了患者的生活质量，因此疼痛作为继体温、脉搏、呼吸、血压之后的第五项生命体征被监测和管理。癌痛管理需要多学科团队协作完成，医生和护士都是其中不可或缺的成员。在制定疼痛治疗方案前，医生通过全面疼痛评估，根据疼痛部位、性质、强度等要素及与疼痛相关医疗史制定疼痛治疗计划；而护士通过全面的疼痛评估能够正确理解疼痛治疗方案并有效实施，同时制定护理计划，提供药物和非药物护理措施。每日常规疼痛强度评估及记录可由护士完成，疼痛记录单至少应包括每日患者的基础疼痛强度、爆发痛的次数以及治疗后疼痛缓解情况，医生可通过查看疼痛强度记录单了解患者的疼痛情况，确定是否需要调整疼痛治疗方案。

㊹ 是否需要设置专人岗位对病区内所有癌症患者集中进行疼痛评估？

不需要。整体护理秉承"以患者为中心"的理念提供全程、全人护理，而不是分段或分功能管理。临床工作中，对癌痛患者的管理是一个连续的过程，而评估是护理程序的第一步，准确的疼痛评估有助于主管护士理解患者的疼痛治疗计划、指导患者正确用药、预防和观察药物不良反应，以及提供个体化疼痛教育，因此，每一位护士都应具备专业的症状评估的能力，才能在癌痛管理中充分发挥作用。

㊺ 癌痛患者的疼痛评估结果应如何记录？

疼痛作为癌症患者的第五项生命体征，应进行常规监测。临床应建立统一的疼痛记录单，建议与生命体征记录单整合在一起，便于医护人员记录和查阅。从疼痛记录单中至少应能够直观地获取以下信息：患者的基础疼痛强度、爆发痛的次数、用药后的疼痛缓解情况。医护人员可通过这些信息判断患者当前的疼痛治疗效果，决定是否需要调整疼痛治疗计划。对于患者入院、病情变化引起疼痛部位和性质发生改变时进行的疼痛全面评估结果，因内容较多，可记录在护理记录单中，以便各班医护人员均可连续知晓患者的疼痛及疼痛治疗的相关信息。

46 对术后患者如何进行疼痛评估和记录？

术后疼痛不同于癌性疼痛，属于急性疼痛，但评估和记录原则是一样的。术后应对患者进行全面疼痛评估，包括疼痛部位、性质、疼痛强度、加重和缓解的因素、对患者功能活动的影响等；术后每日常规评估患者的基础疼痛强度，出现爆发痛随时评估和记录；落实分级护理制度，按时巡视病房，观察病情变化的同时也应询问患者有无不适，包括疼痛，如果疼痛部位和性质发生改变，应再次进行全面疼痛评估。

47 医院制定的疼痛评估记录单繁琐、记录项目多、内容有重复，怎么办？

由于各医疗机构文件书写要求不完全一致，有护士反映医院制定的疼痛评估记录单繁琐、记录项目多、内容有重复。对于这种情况，首先应基于指南及权威文献等证据，借鉴其他医疗机构疼痛规范化诊疗单元的经验，明确疼痛护理评估及记录必须包含的内容；接着整理当前科室使用的文书，标记出存在哪些重复和不必要记录的内容；再向护理管理人员提出可行的建设性意见；参与修订和整合当前的疼痛护理文书；在使用过程中不断完善。

48 护士在处理爆发痛用药后评估不及时怎么办？

应查找原因，如因班次人力不足导致护士用药后不能及时评估，则应补充人力，合理排班，保证各项工作有序完成；如因疼痛管理的制度和流程不完善，应修订制度，让护士在临床实践中有章可循；如因护士不知道用药后多长时间评估效果，则应加强专业知识的学习；如因护士个人疏忽，则应加强教育和监管。

测试题

【判断题】

1. 生命体征是判断患者疼痛强度的可靠指标。

2. 疼痛是患者的主观感受，评估疼痛应以患者的主诉为依据。

3. 儿童不能确切地表述疼痛程度，因此应依靠家长对孩子疼痛程度的描述进行评估。

4. 应与患者一起选择适合患者使用的疼痛评估工具准确评估疼痛强度。

5. 单维度评估工具如数字疼痛评估量表（NRS）用于对患者疼痛强度的评估，多维度疼痛评估工具如简明疼痛评估量表（BPI）用于全面评估患者的疼痛情况。

6. 如果分散患者的注意力能减轻疼痛，则说明疼痛不剧烈。

7. 如果患者没有痛苦的面容表情则说明疼痛不剧烈。

8. 应与患者共同制定疼痛缓解的目标，目标应以保证患者的基本功能和舒适为准。

9. 给患者注射无菌注射用水（安慰剂），是一种测试患者疼痛是否真实存在的有效方法。

10. 行为疼痛量表（BPS）和重症监护疼痛观察工具（CPOT）可用于评估危重、有或无插管的成年患者疼痛。

【选择题】

1. 最能够准确判断患者疼痛程度的人是
   A. 医生　　　B. 家属　　　C. 患者本人　　　D. 护士

2. 常用于评估疼痛强度的单维度量表包括
   A. 数字疼痛评估量表（NRS）　　　B. 视觉模拟疼痛评估量表（VAS）
   C. 主诉疼痛分级法（VRS）　　　D. 简明疼痛评估量表（BPI）

3. 对意识模糊不能用语言清楚表达的患者的疼痛评估，以下做法正确的是
   A. 寻找引起疼痛的潜在原因
   B. 观察患者提示疼痛存在的表情和行为
   C. 观察生命体征有无变化
   D. 尝试使用镇痛试验缓解因疼痛引起的行为改变

4. 对于癌痛患者不遵医嘱服用镇痛药的行为，最恰当的做法是

    A. 尊重患者的意愿和行为

    B. 视而不见或鼓励患者忍痛

    C. 看着患者服药到口

    D. 评估患者不遵医嘱用药的原因，提供个体化疼痛教育

5. 慢性癌痛患者因疼痛控制不佳导致情绪低落，以下不恰当的做法是

    A. 鼓励患者表达，倾听和同理患者的痛苦

    B. 给予抗焦虑或抗抑郁药物治疗

    C. 全面评估患者的疼痛情况，查找疼痛控制不佳的因素

    D. 主动与医疗团队沟通，积极采取措施，促进疼痛有效缓解

【案例题】

1. 患者A：男性，25岁。腹部手术后第一天。当你进入病房时，他对你微笑，然后继续和探视者谈笑风生。你对他进行评估得到结果如下：BP 120/80 mmHg，HR=80 次/分，R=18 次/分，在标有数字0～10（0=无痛或无不适，10=最强烈的疼痛或最不舒适）的疼痛标尺上，他给自己的疼痛评分为8分。根据患者的诉说，请在下面的疼痛标尺上**圈出你评估患者的疼痛分值**。

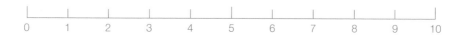

2. 患者B：男性，25岁。腹部手术后第一天。当你进入病房时，他正静静地躺在病床上，你注意到他在翻身时表情很痛苦，你进行评估得到结果如下：BP120/80 mmHg. HR=80 次/分，R=18 次/分，在标有数字0～10（0=无痛或无不适，10=最强烈的疼痛或最不舒适）的疼痛标尺上，他给自己的疼痛评分为8分。根据患者的诉说，请在下面的疼痛标尺上**圈出你评估的患者疼痛分值**。

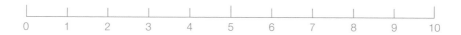

答案

【判断题答案】

题号	1	2	3	4	5	6	7	8	9	10
答案	×	√	×	√	√	×	×	√	×	√

【选择题答案】

题号	1	2	3	4	5
答案	C	ABC	ABD	D	B

【案例题答案】

1. 8分   2. 8分

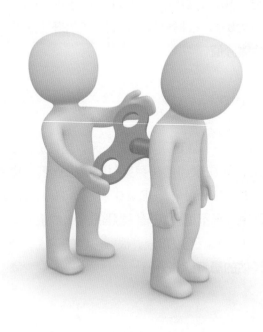

第三篇

癌症疼痛治疗原则

① 护士为什么要熟悉癌症疼痛治疗原则?

癌痛是患者的一种慢性疾病状况,从疼痛筛查、评估、给药护理、疼痛教育到出院随访,癌痛诊疗全程都需要护士参与。护士只有熟悉疼痛治疗原则,才能够全面理解患者的疼痛治疗计划,从而正确实施;才能在疼痛诊疗过程中发现问题,及时给予解决;才能提供正确的用药指导和疼痛教育,从而促进疼痛有效缓解。

② 如何理解WHO推荐的药物治疗疼痛的五个要点?

WHO推荐的药物治疗疼痛的五个要点分别是口服、按时、按阶梯、个体化、注意细节。口服给药方便、经济,既可免除创伤性给药带来的不适,又能增加患者的独立性,因此慢性癌痛治疗首选口服给药。按时给药指应按照一定时间间隔给药,以保持稳定的血药浓度,从而使患者保持持续无痛的状态。按阶梯指根据疼痛强度选择相应阶梯的镇痛药,根据疼痛性质增加辅助用药。个体化给药指个体对镇痛药物的敏感度差异较大,因此阿片类药物没有标准剂量,凡是使疼痛得到有效缓解的剂量就是最佳剂量,可根据患者具体情况进行调整。注意细节指应密切监测镇痛药物不良反应,做好预防和处理,既要保证疼痛得到最大程度缓解,又要将不良反应的程度降到最低。

③ 癌痛治疗中如何正确选择镇痛药?

疼痛治疗三阶梯原则是WHO在1986年提出的,在全球推广应用于癌痛治疗,取得较好的效果,同时在多年临床实践中也得到了不断的修订和完善。三阶梯原则的核心含义是根据疼痛强度选择相应阶梯的镇痛药,轻度疼痛可选择对乙酰氨基酚或非甾体抗炎药等非阿片类药物;中度疼痛可选择弱阿片类药物或小剂量强阿片类药物;重度疼痛首选强阿片类药物。由于弱阿片类药物的不良反应及镇痛疗效的不确定性,2016版及之后更新的NCCN成人癌痛治疗指南均推荐中度及以上疼痛即可使用强阿片类药物治疗。此外,在疼痛各阶梯可根据疼痛性质增加辅助用药以提高镇痛效果。

④ 非甾体抗炎药（NSAIDs）能用于癌痛治疗吗？

非甾体抗炎药主要作用于外周，通过抑制环氧合酶（cyclooxygenase,COX）阻断炎症组织产生的花生四烯酸转化为前列腺素，起到抗炎、止痛、解热作用。主要包括阿司匹林、布洛芬、塞来昔布等。由于其胃肠道反应、肝功能损害、肾功能损伤及心血管不良反应等副作用，不建议长期大剂量服用。其中选择性COX-2抑制剂塞来昔布、罗非昔布、氯诺昔康等引起胃肠道出血的风险相对小，适用于需要长期服药且发生胃溃疡风险较高的患者。非甾体抗炎药可以单独用于治疗癌症患者的轻度疼痛，也可作为辅助药物用于以上性质的中重度疼痛治疗，尤其是对骨、关节、软组织及其他癌症相关的炎性疼痛效果较好。

⑤ 患者疼痛加重能否通过无限增加非甾体抗炎药的剂量缓解疼痛？

不能。非甾体抗炎药的镇痛作用有封顶效应，当剂量达到最大镇痛效应后再增加剂量，其镇痛作用不会随之增加，而药物不良反应会明显增加，因此非甾体抗炎药使用剂量不可超过说明书中每日最大剂量。如果疼痛强度为中度及以上，应直接选择阿片类药物。

⑥ 临床使用非甾体抗炎药有哪些注意事项？

由于非甾体抗炎药特殊的药理特性，在用药过程中应注意：避免同时使用两种及以上的NSAIDs药物；一种无效时，换用另一种可能有效；如癌痛人群合并以下情况，包括消化道活动性溃疡、凝血功能障碍、活动性出血、冠心病、心功能不全等，应在全面评估的前提下慎用或禁用NSAIDs药物；用药期间定期监测血压、尿素氮、肌酐、血常规和便潜血等；避免空腹服用。

⑦ 临床使用对乙酰氨基酚有哪些注意事项？

对乙酰氨基酚具有解热、镇痛作用，不具有抗炎作用。可单独用于轻度疼痛治疗，也可与阿片类药物联合使用治疗中重度疼痛。几乎不会引起凝血功能、胃肠道和心血管方面的不良反应。但长期大剂量使用可能导致肝、肾功能异常，在肝、肾功能损害的患者中应慎用或避免使用。用于肝功能正常的患者应严格限制每日剂量（成人最大剂量不超过2 g，复合制剂每日不超过1.5 g，连续使用不超过10日）。

8 阿片类药物在疼痛治疗中的地位如何？

阿片类药物是治疗中、重度疼痛的主要药物，常用药物包括吗啡、羟考酮、芬太尼、美沙酮等。阿片类药物通过作用于阿片受体、减少疼痛信号的传输和神经系统的感知起到镇痛作用，越来越多的证据显示其在复杂的疼痛综合征的治疗中也有效。其他适应证还包括呼吸困难、麻醉辅助用药等。阿片类药物的禁忌证是过敏反应，表现为皮疹、喘息、水肿等，多发生在吗啡衍生物。

9 常用的短效阿片类药物有哪些？

短效阿片类药物通常为即释制剂，其特点为起效快、持续镇痛作用时间短（常用药物镇痛持续时间见本篇第26问），可用于镇痛药物剂量滴定和爆发痛的解救治疗。常用口服药物包括盐酸/硫酸吗啡片、盐酸羟考酮胶囊等；皮下、静脉等肠外途径用药包括盐酸吗啡注射剂、盐酸氢吗啡酮注射剂、盐酸羟考酮注射剂等；其他途径用药包括吗啡栓剂、芬太尼舌下含片、鼻喷雾剂、颊溶膜剂、泡腾片等。

10 常用的长效阿片类药物有哪些？

长效阿片类药物通常为缓释剂型，其特点为起效慢、持续镇痛作用时间长。癌痛患者通过剂量滴定，疼痛得到充分缓解后，可通过长效阿片类药物维持治疗。常用药物包括盐酸/硫酸吗啡缓释片、盐酸羟考酮缓释片、枸橼酸芬太尼透皮贴剂等。

⑪ 阿片类药物可以应用的最大剂量是多少?

阿片类药物的镇痛作用没有"天花板效应",只要加量,镇痛作用就随之增加,因此,从镇痛治疗的角度,阿片类药物的使用没有最大剂量限制。镇痛治疗中阿片类药物的最佳用量是实现最大镇痛效果和最小药物不良反应的剂量。

⑫ 吗啡在疼痛治疗中的地位如何?

对于未使用过阿片类药物的癌痛患者,吗啡是剂量滴定中的标准起始用药。推荐起始剂量为5~15 mg吗啡或等效剂量药物,静脉用吗啡起始剂量为2~5 mg或等效剂量药物。作为疼痛治疗的金标准药物,吗啡是各类阿片类药物等效剂量转换的基础。需要注意的是,有肾病和肝功能不全的患者应避免使用或减少吗啡用药剂量,因为吗啡的活性代谢产物吗啡-6-葡糖苷酸容易在体内积聚,该物质具有镇痛效应并加重药物不良反应。

⑬ 吗啡经口服和经皮下注射给药的等效剂量转换比例是多少?

吗啡的口服与肠外给药途径的等效剂量转换比例为3∶1,即口服30 mg吗啡的镇痛效果等同于皮下注射10 mg吗啡的镇痛效果。

⑭ 羟考酮的作用特点有哪些?

羟考酮是半合成的阿片类受体激动剂,对μ、δ、κ三种受体均有作用。其镇痛强度是吗啡的2倍,适用于中、重度疼痛的治疗。羟考酮的口服生物利用度为60%~87%,血浆蛋白结合率为45%。血浆清除半衰期较短,为3~5小时,通过肝代谢,主要代谢物是去甲羟考酮和羟氢吗啡酮,代谢物主要经肾排泄。盐酸羟考酮缓释剂型采用了AcroContin精确的缓释技术,提供药物双相释放,即释相达峰迅速,1小时可起效,控释相药效持久,12小时平稳持续释放。服药时应注意控缓释制剂需整片吞服,不可咀嚼、掰碎或压碎服用。羟考酮的吸收几乎不受食物种类和肠道pH的影响。相比于吗啡,长期使用羟考酮的毒副作用较少，其常见副作用同其他阿片类药物，包括恶心、便秘和嗜睡，但幻觉和瘙痒不常见。

⑮ 口服羟考酮与口服吗啡的等效剂量转换比例是多少？

口服羟考酮与吗啡的等效剂量转换比例是1∶（1.5～2.0），即口服10 mg羟考酮的镇痛效果等同于15～20 mg吗啡的镇痛效果。

⑯ 芬太尼的作用特点有哪些？

芬太尼是高脂溶性阿片类药物，可经静脉、经皮、经椎管、经黏膜等途径给药，用于中重度癌痛治疗。也可用于小剂量雾化吸入治疗呼吸困难。芬太尼透皮贴剂为缓释制剂，对于不能吞咽、记不住服药时间、对其他阿片类药物副作用不能耐受的患者，芬太尼透皮贴剂具有明显的优势。其镇痛作用可持续72小时，相对于长效吗啡，其引起便秘的发生率低。另外，应用长效芬太尼透皮贴剂期间，出现爆发痛应给予短效镇痛药物处理。

近些年，国外一些经黏膜吸收的即释芬太尼产品（TIRF）陆续上市应用于疼痛患者的治疗，包括经黏膜吸收的芬太尼柠檬酸盐口含片、颊溶膜剂、泡腾片、鼻腔喷雾剂及果胶喷鼻剂等，这些制剂可经黏膜快速吸收，5～10分钟内迅速起效，20～40分钟达到最大剂量值，作用时间可维持1～3小时，用于控制爆发痛。与其他阿片类药物使用不同的是，不能根据长效药物剂量预测短效药物的有效剂量。另外，此类即释药物使用间隔应不短于15分钟。

⑰ 芬太尼透皮贴剂适用于所有癌痛患者吗？

对本品成分或贴剂黏附剂过敏的患者禁忌使用。芬太尼透皮贴剂是缓释制剂，不能用于快速滴定阿片类药物剂量，因此不适用于急性疼痛、术后疼痛及不稳定疼痛的治疗，仅推荐用于阿片耐受且疼痛控制稳定的患者。

⑱ 初次使用芬太尼透皮贴剂达到稳态需要多长时间？

芬太尼透皮贴剂为缓释制剂，初次使用，12～24小时达到稳态，此后保持稳定血药浓度至72小时，初次用药前12～24小时应按时给予吗啡或其他短效阿片类药物控制疼痛，直到达到稳态；初次用药如果从其他阿片类药物缓释制剂转换为芬太尼透皮贴剂，使用贴剂前建议服用一次缓释口服制剂，以维持镇痛到芬太尼透皮贴剂起效。

⑲ 芬太尼透皮贴剂使用中出现爆发痛能否临时增加贴剂?

不能。当患者使用芬太尼透皮贴剂中出现爆发痛，仍需使用短效阿片类药物进行解救处理，而不应临时补充贴剂，待芬太尼透皮贴剂使用72小时，计算3天的解救药物总量，进行等效剂量换算后，确定需要增加的剂量，再按新的剂量更换长效贴剂。

⑳ 更换芬太尼透皮贴剂有哪些注意事项?

粘贴部位应选择身体平坦、干燥、体毛少的部位，如前胸、后背、上臂、大腿外侧等，不可贴于水肿、皮疹、破溃、有瘢痕的皮肤上；粘贴前应注意用清水清洁局部皮肤，不可使用酒精或清洁剂；粘贴后用手掌按压边缘30秒，确保与皮肤粘贴严密；完成粘贴后在贴剂背面注明更换时间。

㉑ 芬太尼透皮贴剂使用期间有哪些注意事项?

芬太尼透皮贴剂局部不可接触热源，如热水浴、热水袋、电热毯等；贮库型透皮贴剂不可剪切使用；每72小时更换，经皮吸收代谢加快的情况如高热除外；其间出现爆发痛给予短效药物及时处理；做好疼痛评估和记录；贴剂移除后将黏附面对折后放回密闭药袋，送回医院按相关规定销毁或者按有毒垃圾处理。

㉒ 芬太尼透皮贴剂可以剪开使用吗?

在临床，芬太尼透皮贴剂能否剪开使用要看药物制剂的类型。芬太尼透皮贴剂分为贮库型和骨架扩散型，其中贮库型是不能剪开使用的。贮库型芬太尼透皮贴剂是一个充填封闭型给药系统，剪切后会导致药物瞬间释放，可能出现药物过量引发的不良反应。

近年来，随着技术改进，骨架扩散型透皮贴剂已用于临床，该贴剂中芬太尼分散溶解在聚丙烯酸盐黏胶层内，均匀分布，剂量的分割对芬太尼贴的药物释放影响较小。尽管如此，除外特殊情况，仍不建议将贴剂剪切使用。

此外，芬太尼透皮贴剂适用于阿片类药物耐受即口服吗啡60 mg/d且连续1周及以上的患者。如果需要使用芬太尼透皮贴剂，按照等效剂量转换，60 mg/d的口服吗啡应转换为25 μg/h的芬太尼透皮贴剂，这个剂量为当前透皮贴剂的最小剂量，因此也不需要再剪切。

23 哪些因素会影响芬太尼透皮贴剂的镇痛效果？

发热、出汗、病态肥胖、恶病质、腹水、肝功能异常都可能影响药物的吸收、血药浓度及镇痛效果。

24 终末期患者高热，使用芬太尼透皮贴剂有效镇痛时间缩短怎么办？

芬太尼透皮贴剂经皮吸收，体温升高，一方面可使药物吸收的速度加快，导致血药浓度达峰时间缩短，可能加重药物不良反应；另一方面可使药物代谢加快，导致镇痛作用维持时间缩短。因此，对于终末期高热患者，用药期间应密切观察药物不良反应，根据疼痛评估情况及时调整用药的剂量及更换时间。

25 患者使用奥施康定1月余，当前使用日总剂量为60 mg，疼痛控制稳定，但存在常规预防无效的阿片类药物所致顽固性便秘，怎么办？

首先排除引起患者便秘的其他因素如高热、脱水、服用抗酸药、低钾血症等，明确便秘是由阿片类药物引起且常规预防无效。此时考虑患者的疼痛稳定且耐受阿片类药物，可转换为便秘不良反应较轻的芬太尼透皮贴剂。根据阿片类药物等效剂量转换方法，应使用释放量为50 μg/h的芬太尼透皮贴剂。

26 常用阿片类药物与吗啡等效剂量及口服与肠外给药的等效剂量换算方法是什么?

表3-1　不同阿片类药物与吗啡等效剂量及口服与肠外给药的等效剂量换算

阿片类药物	肠外剂量 （mg）	口服剂量 （mg）	转换系数 （静脉：口服）	镇痛持续时间 （h）
吗啡	10	30	1：3	3～4
氢吗啡酮	1.5	7.5	1：5	2～3
芬太尼	0.1	—		
羟考酮	—	15～20		3～5
氢可酮	—	30～45	—	3～5
羟吗啡酮	1	10	1：10	3～6
可待因	—	200	—	3～4
曲马多	100	300	1：3	—

27 由其他阿片类药物转换为芬太尼透皮贴剂如何换算等效剂量?

表3-2　由其他阿片类药物转换为芬太尼透皮贴剂的推荐剂量换算

芬太尼 透皮 贴剂 （µg/h）	吗啡		羟考酮	氢吗啡酮		可待因	
	静脉/ 皮下 （mg/d）	口服 （mg/d）	口服 （mg/d）	静脉/ 皮下 （mg/d）	口服 （mg/d）	静脉/ 皮下 （mg/d）	口服 （mg/d）
25	20	60	30	1.5	7.5	130	200
50	40	120	60	3.0	15.0	260	400
75	60	180	90	4.5	22.5	390	600
100	80	240	120	6.0	30.0	520	800

28 如何看待癌痛治疗中阿片复方制剂的使用?

对乙酰氨基酚和非甾体抗炎药是目前临床使用的镇痛药物复方制剂中最主要的非阿片成分,由于其特殊的药物不良反应,每日剂量应严格控制在安全范围(对乙酰氨基酚不超过1.5 g/d,布洛芬不超过2.4 g/d)。NCCN《成人癌痛临床实践指南》提出:镇痛药物复方制剂中当患者镇痛所需阿片类药物剂量导致镇痛药物复方制剂中的非阿片类药物成分剂量过度或不足,则应将复方制剂转为单纯阿片类药物治疗。

29 如何选择正确的给药途径?

慢性疼痛首选口服给药,口服安全、方便,患者可以自行管理,提高患者在疼痛治疗中的疾病控制感。无法口服或口服药物副作用不能耐受的患者可选择经皮给药。芬太尼透皮贴剂为缓释制剂,适用于阿片类药物耐受且疼痛控制稳定的患者。对于急性发作的剧烈疼痛或持续不缓解的疼痛危象,可经静脉或皮下给药。此外,选择给药途径还应结合疾病状况,例如完全肠梗阻则应停止口服给药。

30 什么是镇痛药物剂量滴定?

癌痛患者对镇痛药物的需求和反应个体差异较大,确定镇痛药物剂量使镇痛疗效和不良反应达到最佳平衡的过程,称为剂量滴定。初次使用阿片类药物的中重度疼痛、疼痛反复控制不良、疼痛治疗中出现疼痛加重、急性疼痛等情况均可进行剂量滴定。

31 如何识别阿片类药物耐受患者?

美国食品和药品监督管理局(Food and Drug Administration,FDA)将阿片耐受定义为每天接受至少25 μg/h芬太尼、口服60 mg吗啡或30 mg羟考酮,或每天至少接受8 mg口服氢吗啡酮或另一种等效剂量的阿片类药物,持续用药1周或更长时间。

(32) 初次使用阿片类药物及阿片类药物未耐受的中重度疼痛的治疗如何确定有效起始剂量?

推荐短效阿片类药物作为滴定的首选药物。对于阿片类药物未耐受的患者,即释阿片类药物滴定方案如下:给予口服5~15 mg即释吗啡或等效药物,60分钟评估疗效和药物副作用。此时,可能出现三种情况:第一种情况,疼痛强度缓解且得到充分控制,则每3~4小时给当前有效剂量,计算24小时总量并转换为长效药物按时服用;第二种情况,疼痛强度缓解但未得到充分控制,则重复给相同剂量,给药60分钟再评估;第三种情况,疼痛未缓解或加重,则按50%~100%增加药物剂量,60分钟再评估,如果2~3个剂量周期后疗效不佳,考虑静脉滴定或重新进行全面评估。静脉滴定方案如下:起始剂量2~5 mg吗啡或等效药物,15分钟评价效果,根据评价结果给予相应处理,同上。直至疼痛得到充分控制,根据24小时用量转换为长效镇痛药物维持治疗。滴定过程中密切观察患者的疼痛强度及药物不良反应。

(33) 对于阿片类药物耐受患者疼痛反复控制不良的情况,如何使用即释制剂重新滴定有效剂量?

对于阿片类药物耐受患者疼痛控制不良的情况,应计算前24小时所需药物总量,给予总量的10%~20%的短效阿片类药物作为初始剂量进行滴定,根据镇痛药用药途径,在用药后药物达峰时间评估效果。如果疼痛不缓解或加重,在前一次剂量基础上增加50%~100%再次给药,在达峰时间再次评价;如果疼痛减轻但缓解不满意,则重复给前一次相同剂量,达峰时间再次评价;如疼痛缓解满意,按需给药。滴定过程中如果2~3个剂量周期后仍疗效不佳,应重新评估病情。当用药剂量达到理想镇痛及安全剂量水平时,转换为等效剂量的长效阿片类药物维持镇痛治疗。

(34) 对于按时口服长效阿片类药物的患者基础疼痛控制不满意的情况,如何调整药物剂量?

患者按时口服长效阿片类药物,但基础疼痛控制不满意,应考虑增加药物剂量。通常情况下,基础疼痛强度NRS评分4~6分,则以25%~50%

的幅度增加长效阿片类药物剂量；基础疼痛强度NRS评分7分及以上，则以50%～100%的幅度增加长效阿片类药物剂量。

㉟ 对于预期可能发生剧烈疼痛的患者能否给予预防性治疗？

对于可预期的事件性疼痛应在诱发疼痛的动作发生前应给予半衰期短的短效阿片类药物。例如进行复杂伤口换药、脊髓穿刺、腰椎穿刺、皮肤活检、康复训练等，虽然这些操作引起的疼痛是一种急性、短暂的体验，但这种痛苦体验会让患者产生明显的焦虑情绪及对诊疗操作或康复训练的恐惧，因此应在诱发疼痛的动作开始前一定时间给予半衰期较短的即释型镇痛药物预防疼痛。应根据给药途径决定提前给药的时间，如皮下注射吗啡针剂则应在诱发疼痛的动作发生前20～30分钟给药。

㊱ 患者按时服用长效阿片类药物，近期有效镇痛时间缩短，能否改为每8小时用药？

这种情况通常称为剂量末疼痛，可能与阿片类药物出现耐受性有关，也可能与疾病本身导致疼痛加重有关。此时加重的爆发痛应使用短效阿片类药物解救，同时增加按时服用的长效阿片类药物的剂量，不推荐缩短用药间隔。只有在明确患者存在可导致药物代谢加快的疾病状况而出现的剂量末疼痛时，才考虑缩短给药间隔时间。

㊲ 按时服用长效阿片类药物期间出现爆发痛如何解救？

按时服用长效阿片类药物期间出现爆发痛可给予解救剂量的短效阿片类药物解救。短效和长效药物最好采用相同的阿片类药物，如果药物种类不同，应先进行等效剂量换算。解救剂量为前24小时阿片类药物总量的10%～20%，根据不同药物和不同给药途径在镇痛效应达峰时间评价疗效。例如使用口服吗啡即释片解救，60分钟评价效果：如果疼痛缓解到NRS评分3分及以下，则在再次出现爆发痛时使用当前解救剂量治疗；如果疼痛缓解但不充分，重复给当前解救剂量；如果疼痛未缓解或加重，应在前一次解救剂量的基础上增加50%～100%给药，60分钟再评估。

38 患者出现爆发痛，给予疼痛处置以后多长时间评价疗效?

患者出现爆发痛，给予疼痛处置后应在镇痛药物达到镇痛峰值时评价疗效。不同给药途径镇痛药物血药浓度及镇痛效果达峰时间不同，以即释吗啡为例，镇痛效应达峰时间分别为：口服给药后60分钟；皮下给药后30分钟；静脉给药后15分钟。

39 患者按时服用长效阿片类药物，但每天仍出现十余次爆发痛，怎么办?

患者按时服用长效阿片类药物，出现爆发痛应给予短效阿片类药物解救治疗。如果24小时出现多次爆发痛，需要重复多次给予解救治疗，提示基础疼痛控制不良，应增加长效阿片类药物的给药剂量。此外，还可根据疼痛性质考虑增加辅助用药。

40 患者口服盐酸羟考酮缓释片每日总剂量80 mg，出现爆发痛，如果使用吗啡解救，剂量应为多少?

爆发痛解救剂量应为每日总剂量的10%～20%，患者当前服用羟考酮缓释片每日总剂量80 mg，解救剂量则为口服羟考酮8～16 mg，换算成等效吗啡为16～32 mg，吗啡片剂为每片5 mg，因此可给予口服吗啡4～6片或皮下注射10 mg吗啡针剂解救。

41 什么情况下应考虑肿瘤相关急症?

患者出现原有部位疼痛加重、新发疼痛或疼痛性质改变，表现为疼痛剧烈、部位固定、持续加重，常规镇痛药物解救治疗无法缓解，可伴有生命体征的改变，提示可能发生肿瘤相关急症，例如恶性肠梗阻穿孔、病理性骨折、肝破裂等，应在积极控制疼痛的同时查找病因。

42 癌痛患者突发剧烈疼痛，因担心给予镇痛药物掩盖病情观察而让其忍受疼痛是否合适？

不正确。NCCN《成人癌痛临床实践指南》强调，如可疑肿瘤相关急症，如骨折或承重骨骨折先兆、脑膜转移、感染、梗阻或穿孔等引起的剧烈疼痛，应在查找原因的同时积极控制疼痛。只有有效控制疼痛，患者才能更好地配合检查查找病因，从而准确判断病情变化。

43 慢性癌痛患者出院后维持治疗的原则是什么？

通过剂量滴定，疼痛得到充分缓解后，应使用长效阿片类药物维持治疗。出院时应为患者同时开具长效阿片类药物和短效阿片类药物。指导患者按时服用长效阿片类药物控制基础疼痛，当出现爆发痛时，立即给予短效药物进行解救治疗。如每日需要解救次数较多，则应考虑增加长效阿片类药物的剂量。如长效阿片类药物持续有效镇痛时间缩短，除外代谢加快如高热等特殊情况，应增加长效阿片类药物的给药剂量，而不应缩短给药间隔。

44 如何判断疼痛得到有效控制？

阿片类药物维持治疗有效的目标：过去24小时基础疼痛强度（大部分时间的疼痛强度）NRS评分不超过3分且爆发痛次数不超过2~3次。

45 哪些情况需要调整镇痛药物剂量？

过去24小时基础疼痛强度NRS评分超过3分；过去24小时爆发痛次数超过2~3次；疼痛有效缓解时间缩短，出现剂量末疼痛加重，这些情况提示需要增加按时给予的长效阿片类药物剂量。

46 如果患者使用阿片类药物疼痛缓解满意，但出现难治的不良反应，如何处理？

首先应进行全面评估，确定该不良反应由阿片类药物所致且常规预防及治疗无效。再考虑将阿片类药物剂量减少25%，评估镇痛效果，密切随访保证疼痛不再加剧。如果疼痛控制不佳或给予常规预防处置后药物不良反应仍不能耐受，可考虑加用辅助用药或从一种阿片类药物转换到另一种阿片类药物。

47 癌痛治疗中阿片类药物什么时候可以减量？

患者基础疼痛控制稳定，且不再或极少有爆发痛出现；引起疼痛的病因减轻或解除；使用非药物疗法使疼痛得到明显改善。这些情况下可考虑减量10%～20%。如果疼痛控制满意但是出现无法控制的不良反应，考虑减少10%～25%剂量，密切监测，再评估，保证疼痛不会加剧。

48 当抗肿瘤治疗有效，引起疼痛的病灶缓解，如何停用阿片类药物？

当抗肿瘤治疗有效，确定引起疼痛的病因减轻或消除，先减少30%的镇痛药物剂量，2天后再减少25%，直至减少到每天使用的剂量相当于30 mg口服吗啡，连用2天后即可停药。

49 口服盐酸羟考酮缓释片可以经直肠给药吗？

盐酸羟考酮缓释片为口服制剂，不推荐经其他途径给药。一方面，盐酸羟考酮缓释片中大部分药物是在小肠碱性环境下释放，直肠 pH 接近中性，药物的释放和吸收时间以及效果不确定；另一方面肿瘤患者接受放疗、化疗可能出现骨髓抑制或黏膜炎，频繁的直肠黏膜给药可增加黏膜损伤、出血，甚至继发感染的风险。因此，口服盐酸羟考酮缓释片不建议经直肠给药。

50 吗啡直肠栓剂的使用注意事项有哪些？

吗啡栓剂经直肠给药可用于爆发痛治疗，在不能口服给药的患者中凸显了其优势。但是直肠吸收个体差异较大，可吸收剂量有限（一次用量不超过30 mg，每日用量不超过100 mg），因此不适用于需要更大剂量阿片类药物治疗的疼痛患者。此外，肿瘤放化疗患者可能存在黏膜屏障减弱或骨髓抑制，频繁直肠给药可能造成黏膜损伤、出血或继发感染，给药前应进行全面评估，以保证用药疗效和安全。

(51) 患者术后一活动就疼，不动就不疼，是否应该使用镇痛药?

这种情况应该使用镇痛药。术后疼痛属于急性疼痛，通常持续3～7日，属于伤害感受性疼痛，如果不能在初始状态下被充分控制，则可能发展为慢性疼痛，也可能转变为神经病理性疼痛或混合性疼痛，从而增加疼痛治疗的难度，因此应积极治疗。此外，患者术后规律使用镇痛药物，保持持续无痛的状态可促进患者早期下床活动，对加速康复有益。

(52) 长期使用阿片类药物会不会成瘾?

在临床，很多医护人员担心患者长期使用阿片类药物会成瘾，还有人问多久使用一次镇痛药不会成瘾等问题。在癌痛规范化治疗中，正确理解成瘾性的概念非常重要。成瘾性是指阿片类药物的精神依赖性，是阿片类药物作用于中枢神经系统而产生的一种特殊的精神效应，表现为对药物的强烈渴求和强迫性觅药行为。NCCN《成人癌痛临床实践指南》指出成瘾应具备以下特征：失去控制，渴望、强迫使用和执着，尽管有伤害，仍继续使用。也就是说成瘾的过程是患者在没有疼痛感受的情况下，为了追求精神上的欣快感而不择手段地去获取药物的行为。因此，区分患者是否成瘾主要从用镇痛药的目的上分析，如果患者使用药物是为了缓解疼痛，则不能定义为成瘾。大量研究显示，按照癌痛治疗原则规范使用阿片类药物罕有成瘾。

(53) 患者皮下注射吗啡半小时后又说疼得不行要求用药，是不是成瘾了?

首先观察患者疼痛加重要求用镇痛药是为了缓解疼痛还是为了得到精神上的欣快感，如果是为了缓解疼痛就不能称之为成瘾。处理爆发痛如果使用剂量合适，通常可以使疼痛有效缓解3～4小时，而此时患者疼痛难忍，首先考虑镇痛药物解救剂量不足或基础疼痛控制不佳。正确处理参见本篇第37问"**按时服用长效阿片类药物期间出现爆发痛如何解救**"。

(54) 长期存在慢性疼痛的患者是否需要一直服用镇痛药物?

是的，长期慢性疼痛给患者的身体、心理、精神、社会交往等都会带来负面影响，严重影响其生活质量，因此需要规范服用镇痛药物进行疼痛治疗，有效控制症状，减轻痛苦，才能提高生活质量。

(55) 慢性癌痛患者忘记按时服用长效阿片类药物，2小时后出现爆发痛，应如何补救?

立即服用前24小时镇痛药物总量10%～20%的短效阿片类药物控制爆发痛，接着补服一次长效阿片类药物，之后每12小时服用。

(56) 辅助镇痛用药在癌痛治疗中的作用是什么?

癌痛治疗中辅助用药包括非甾体抗炎药、糖皮质激素、抗惊厥药物、抗抑郁类药物、N-甲基-D-天门冬氨酸（NMDA）受体拮抗剂及双膦酸盐类药物等。辅助药物可用于癌痛三阶梯治疗的任何一个阶梯，根据疼痛性质恰当应用辅助药物可以增强阿片类药物的镇痛效果或直接产生镇痛作用，从而减少阿片类药物用药剂量及其不良反应。例如骨、关节、软组织及炎性相关疼痛，可以辅助应用非甾体抗炎药。糖皮质激素辅助用于脊髓神经根压迫、脑转移、脊髓压迫引起的水肿及颅内压升高引起的疼痛。抗惊厥药和抗抑郁药是治疗癌症相关神经病理性疼痛的辅助镇痛药物，对神经损伤导致的撕裂痛及烧灼痛有效。NMDA受体拮抗剂可抑制中枢敏化，提高吗啡镇痛疗效，对难治性神经痛也有效。

(57) 什么是难治性疼痛?

对于慢性癌痛，恰当应用现有的药物和非药物疗法，90%以上的疼痛都可以得到有效缓解。还有少部分癌痛，患者不能从常规镇痛治疗中获益，需要特殊的治疗方法和手段才能得到较好的控制，称为难治性疼痛。

58 使用了很多方法都不能缓解难治性疼痛怎么办？

对于难治性疼痛，中国抗癌协会癌症康复与姑息治疗专业委员会发布的《难治性癌痛专家共识（2017版）》提出，阿片类药物是治疗的基石，但一般不建议两种阿片类药物同时使用，可根据癌痛机制联合辅助镇痛药物，不同的疼痛性质应采用不同的治疗策略。例如癌症相关神经病理性疼痛，可在阿片类药物镇痛的基础上联合抗抑郁药、抗惊厥药及局部用药；对于药物治疗无效或疗效较差者可考虑微创介入或手术治疗，如神经阻滞、鞘内药物输注镇痛、外科脊神经后根切除等。

59 放射性口腔黏膜炎引起的疼痛如何治疗？

根据《放射性口腔黏膜炎防治策略专家共识（2019）》，放射性口腔黏膜炎伴轻度疼痛时，可以使用含有利多卡因或吗啡的漱口液。重度疼痛时推荐按诊疗规范使用阿片类药物。中药复方制剂包括双花百合片、口炎清颗粒、康复新溶液等，均能在一定程度上降低放射性口腔黏膜炎的严重程度和缓解疼痛。

60 临床中使用了安慰剂，患者的疼痛有所缓解，为什么却不可以用？

尽管一些安慰剂对照研究中显示使用安慰剂后体内的内啡肽水平会有一过性升高，导致患者的疼痛感减轻，但是仍不建议用于癌痛评估和治疗，原因主要在两个方面：一方面医学伦理学原则第一条是尊重，包括尊重患者的知情权和自主权，将安慰剂如生理盐水或维生素片说成吗啡给患者使用显然违反了医学伦理学原则；另一方面，镇痛药物都有明确的药物吸收、分布、代谢的规律，医护人员能够预测镇痛作用起效、达到最佳效果及药物作用持续的时间，从而做到规范使用药物，但是安慰剂的效果无法被预测。因此，安慰剂不能用于癌痛的评估和治疗，只能用于科学盲法实验中。

61 注射升白针后骨骼肌肉疼痛能否使用镇痛药物?

癌症患者的疼痛原因主要来自三个方面:肿瘤本身、治疗及检查、并发症。无论何种原因引起患者疼痛,均应积极治疗,控制症状,提高生活质量,保持良好身心状态,才能保证抗肿瘤治疗顺利进行。一些细胞毒性药物引起骨髓抑制副作用明显,升白药物是常用的治疗药物,可动员骨髓,促进中性粒细胞增长,但这一过程常引起骨痛。应基于全面评估的结果,根据疼痛强度选择相应阶梯的镇痛药,轻度疼痛可使用非甾体抗炎药,中重度疼痛可选择阿片类药物。

62 对于恶性肠梗阻引起的疼痛,治疗原则有哪些?

根据《晚期癌症患者合并肠梗阻治疗的专家共识(2007版)》,对于恶性肠梗阻引起的疼痛应首选阿片类药物进行疼痛治疗,当单纯阿片类药物控制不良时,可辅以解痉药物。对于不全肠梗阻,可以给予口服镇痛药,同时服用缓泻剂和促胃动力药。对于完全肠梗阻的患者,应停止口服给药。对阿片耐受且疼痛平稳的患者可给予芬太尼透皮贴剂,如疼痛急性加重且不稳定,可使用即释吗啡经皮下或静脉滴定剂量到疼痛稳定,再转换成芬太尼透皮贴剂继续疼痛治疗。出现爆发痛,可使用吗啡针剂皮下给药或吗啡栓剂直肠给药进行解救治疗。粪便嵌塞及肠梗阻患者禁止使用刺激性泻剂,以免引起腹痛加重,甚至出现肠穿孔。

63 有药物滥用史的患者能否使用阿片类药物镇痛治疗?

能。尽管有药物滥用史的患者使用阿片类药物其发生成瘾的风险可能增加,但中重度疼痛患者仍需使用阿片类药物进行镇痛治疗。用药过程中应注意:遵循WHO推荐镇痛药物应用的5个要点,即口服、按时、按阶梯、个体化和注意细节;使用阿片类药物镇痛治疗前应进行全面评估,包括患者的疼痛情况、既往用药史、心理精神因素等;准确滴定阿片类药物的剂量;增加门诊随访次数,严密监测用药依从性。

64 为什么有患者截肢后会出现幻肢痛?

幻肢痛(phantom limb pain, PLP)是中枢性神经病理性疼痛的一种,是主观感觉已切除的肢体仍然存在，并伴有不同程度、不同性质疼痛的幻觉现象，是截肢术后的一种常见并发症，发生率为50%~80%。疼痛的表现因人而异，主要有烧灼痛、针刺痛、压迫痛、搏动痛、强直痛等。临床症状主要包括幻肢感、残肢痛、幻肢痛和其他心理症状。幻肢痛的发生从外周机制分析可能与外周感受器、脊髓传导通路、丘脑、皮质等感觉传入环节发生改变有关。截肢患者的外周神经可能会发生一系列变化，如神经损伤部位或残肢的伤害性信号传入、神经瘤的异常放电、背根神经节的异常放电或交感神经的异常放电等，这些外周神经的变化都可能引发幻肢痛。从中枢机制解释，大脑皮质功能重组是幻肢痛广为接受的病理机制，此外还有神经矩阵功能紊乱。

65 骨肉瘤患者术后出现幻肢痛如何应对？

治疗神经病理性疼痛的药物可用于治疗幻肢痛。非药物疗法包括神经阻滞、物理康复、中医针灸及行为心理疗法。常用的行为心理疗法包括催眠疗法、行为刺激、镜像疗法等。主要措施包括：指导患者尝试触摸肢体；调动家庭支持系统的力量，减少回避的语言和行为，坦诚沟通，引导患者面对和接受患肢已经不在的事实；讲述有类似经历的榜样的故事；征询患者意愿共同讨论后续义肢的定制事宜等。

66 对于骨转移引起疼痛的患者，护理要点有哪些？

按时服用长效镇痛药物，保持持续无痛的状态，出现爆发痛时服用短效镇痛药物迅速控制爆发痛。对于肿瘤骨转移的患者，应给予正确的活动指导，预防病理性骨折。下肢受累的患者下床活动可使用辅助器具减少受累部位负重；腰椎转移的患者可使用腰托固定，避免久坐久站；对于多发骨转移的卧床患者，翻身时应沿身体轴线整体翻身，避免不同部位分别牵拉等。

67 疼痛的非药物治疗方法有哪些？

疼痛的非药物治疗方法通常分为三类：创伤性非药物疗法、物理疗法和社会心理干预方法。其中创伤性非药物疗法包括姑息手术方法、麻醉方法、神经外科方法等。物理疗法包括皮肤刺激、锻炼、固定术、经皮电神经刺激及针灸疗法等。社会心理干预包括认知行为技术、心理治疗、支持性组织、疼痛教育等。

68 常用的缓解疼痛的物理疗法有哪些?

常用的缓解疼痛的物理疗法包括皮肤刺激、锻炼、固定术、经皮电神经刺激（TENS）及针灸疗法等。皮肤刺激包括冷敷、热敷、湿敷、按摩等。目前对癌症患者使用热疗的效果看法不一，但也没有明确的禁忌。按摩通过促进局部血液循环来减轻疼痛，特别适用于活动受限引起的酸痛。锻炼如步行、瑜伽等，可以增强慢性疼痛患者肌肉力量，活动强直的关节，在患者功能减退和活动受限制期间保持肌肉和关节的功能，并帮助恢复身体的协调与平衡，增加患者的舒适感。但应注意锻炼要适度。需要注意的是，当患者因肿瘤侵犯可能发生病理性骨折的情况下，应避免做负重锻炼。改变体位是预防和缓解疼痛的常用方法，合适的体位因人而异，因病而异。多发骨破坏的患者建议使用固定托，以预防变换体位时发生病理性骨折。

69 常用的缓解疼痛的社会心理干预措施有哪些?

社会心理干预是采用认知行为技术、心理治疗、支持性组织参与、疼痛教育等措施帮助患者得到疼痛被控制的感觉。转移或分散注意力、放松训练等是最常用并且容易操作的方法。恰当应用非药物疗法可能起到较好的效果，但在癌痛治疗中不能替代镇痛药物治疗。目前有专门为癌症患者设计的冥想音乐磁带，用于提高睡眠质量、缓解疼痛，保持身心舒适，效果较好。心理治疗主要由精神医学专家、临床心理学家等专业人士来完成。专业的心理治疗可帮助疼痛患者更好地度过危机，适用于疼痛伴有焦虑、抑郁症状，或有自杀倾向的患者。支持性组织可来自家庭、病友及社会各界，可以帮助患者正确对待疾病，增强战胜癌症的信心，并通过交流获得对自己治疗和康复有帮助的信息。疼痛教育的目的是针对患者在疼痛控制中存在的常见问题进行解释和指导，消除患者对使用麻醉性镇痛药的顾虑和担忧，以提高治疗依从性。

测试题

【 判断题 】

1. 应鼓励患者尽量忍痛，无法忍受时再使用镇痛药。

2. 爆发痛是指在基础疼痛控制相对稳定和充分的前提下，自发或有触发因素引起的短暂剧烈疼痛。

3. 爆发痛的特点包括疼痛发作迅速、持续时间短、疼痛强度中重度、可多次发作、部位与基础疼痛不同。

4. 癌痛治疗中应根据基础疼痛强度选择相应阶梯的镇痛药物，中度及以上疼痛即可选择强阿片类药物。

5. 阿司匹林和其他非甾体类抗炎药对转移性骨痛没有镇痛效果。

6. 非甾体抗炎药作为辅助药物与阿片类药物联合治疗中重度骨关节、软组织及炎性相关疼痛可提高镇痛效果。

7. 非甾体抗炎药的镇痛作用没有天花板效应，只要加量镇痛作用就随之增加。

8. 如合并消化道活动性溃疡、凝血功能障碍、活动性出血、冠心病、心功能不全，应在全面评估的前提下慎用或禁用NSAIDs药物。

9. 对乙酰氨基酚长期大剂量使用可能导致肝、肾功能异常，在肝、肾功能损害的患者中应慎用或避免使用。

10. 从镇痛治疗的角度，阿片类药物的镇痛作用没有天花板效应，只要加量，镇痛作用就随之增加。

11. 如果患者疼痛病因尚不明了，即使疼痛感剧烈，也不应给予阿片类药物，以免掩盖对疼痛病因的查找。

12. 镇痛药物复方制剂中如果镇痛所需阿片类药物剂量导致其中非阿片类药物成分剂量过度或不足，则应将复合制剂转为单纯阿片类药物。

13. 有药物滥用病史的患者不应该使用阿片类药物镇痛。

14. 抗惊厥药如加巴喷丁单次服用能产生最佳止痛效果。

15. 对于可预期的事件性疼痛应在诱发疼痛的动作发生前给予半衰期短的短效阿片类药物。

16. 哌替啶只能用于短期急性疼痛的治疗，禁止用于癌症疼痛的治疗。

17. 对于初次使用或停药后重新使用阿片类药物的患者，可以使用短效阿片类药物从低剂量开始滴定，无不良反应后再增加药物剂量。

18. 对于阿片类药物耐受引起的剂量末疼痛，应缩短镇痛药物给药间隔时间。

【选择题】

1. 对于慢性癌痛患者，除外特殊情况，阿片类药物首选的给药途径是
   A. 静脉注射　　　　　　　　B. 肌内注射
   C. 皮下注射　　　　　　　　D. 口服

2. 对于短暂、突发的剧烈疼痛，如创伤或手术后疼痛，阿片类药物的最佳给药途径是
   A. 静脉注射　　　　　　　　B. 皮下注射
   C. 经直肠给药　　　　　　　D. 口服

3. 对于癌症患者持续的中重度疼痛，最适合使用的药物是
   A. 可待因　　B. 吗啡　　C. 哌替啶　　D. 曲马多

4. 常用阿片类药物有效剂量持续镇痛时间不正确的是
   A. 有效剂量羟考酮持续镇痛时间通常为6～8小时
   B. 有效剂量吗啡持续镇痛时间通常为3～4小时
   C. 有效剂量氢吗啡酮持续镇痛时间通常为2～3小时
   D. 有效剂量氢可酮持续镇痛时间通常为3～5小时

5. 口服10 mg羟考酮的镇痛效果等同于口服吗啡的镇痛效果剂量是
   A. 10 mg　　　　　　　　　B. 15～20 mg
   C. 20～30 mg　　　　　　　D. 40 mg

6. 患者不能口服需要皮下注射吗啡解救爆发痛，处理爆发痛的剂量应为口服吗啡30 mg，可以达到相同镇痛效果需皮下注射吗啡的剂量是
   A. 5 mg　　　B. 10 mg　　C. 15 mg　　D. 20 mg

7. 患者因肿瘤腰椎转移疼痛，按时服用奥施康定40 mg/d疼痛控制稳定，下床活动后出现腰部疼痛加重，NRS评分9分，此时若给予口服吗啡解救，正确剂量应为
   A. 5 mg　　　B. 15 mg　　C. 20 mg　　D. 25 mg

8. 使用吗啡解救爆发痛，用药后评价最佳镇痛效果的时间不正确的是
   A. 口服吗啡用药后60分钟
   B. 皮下注射吗啡用药后30分钟
   C. 静脉注射吗啡用药后15分钟
   D. 均可于用药后30分钟评价

9. 使用吗啡解救爆发痛，两次给药最小给药间隔时间正确的是

A. 口服吗啡30分钟

B. 皮下注射吗啡20分钟

C. 静脉注射吗啡15分钟

D. 无论何种给药途径均为30分钟

10. 患者按时服用奥施康定60 mg/d，疼痛控制稳定，现因出现完全肠梗阻需转换为芬太尼透皮贴剂，应选择贴剂的释放剂量是

A. 25 μg/h   B. 50 μg/h   C. 75 μg/h   D. 100 μg/h

11. 阿片复方制剂中非阿片成分每日用量应严格控制在安全剂量范围，以下正确的是

A. 对乙酰氨基酚不超过3.0 g/d；布洛芬不超过2.4 g/d

B. 对乙酰氨基酚不超过2.0 g/d；布洛芬不超过2.4 g/d

C. 对乙酰氨基酚不超过1.5 g/d；布洛芬不超过1.2 g/d

D. 对乙酰氨基酚不超过1.5 g/d；布洛芬不超过2.4 g/d

12. 不属于阿片耐受患者的情况是

A. 每天接受至少25 μg/h芬太尼，持续用药1周及以上

B. 每天接受至少60 mg口服吗啡，持续用药1周及以上

C. 每天接受至少20 mg口服羟考酮，持续用药1周及以上

D. 每天至少接受8 mg口服氢吗啡酮，持续用药1周及以上

13. 癌痛患者按时口服奥施康定20 mg Q12h，连续6周，近期疼痛控制不满意，以下处理不妥的是

A. 全面评估疼痛情况，除外新发疼痛及疼痛性质改变

B. 如基础疼痛强度NRS评分超过3分，可改为奥施康定30 mg Q12h

C. 如果有效镇痛时间缩短，可改为每8小时服药

D. 如爆发痛次数超过3次/24 h，可改为奥施康定30 mg Q12h

14. 静脉注射吗啡药效峰值出现在用药后

A. 15分钟   B. 30分钟   C. 1小时   D. 2小时

15. 关于芬太尼透皮贴剂的使用，以下叙述正确的是

A. 适用于术后急性疼痛

B. 适用于阿片耐受且疼痛持续稳定的患者

C. 可用于处理爆发痛

D. 贴用期间如出现爆发痛较多，可临时增加贴剂

【案例题】

案例1：患者女性，45岁，主因"卵巢癌术后复发，盆腔巨大肿物，疼痛"入院。护士接诊进行疼痛筛查和评估，患者按时服用奥施康定20 mg/d，过去24小时基础疼痛强度NRS评分为5～6分，因担心长期使用阿片类药物成瘾未按时服药。由于办理入院手续行走劳累，诉下腹部疼痛加重，NRS评分10分。作为主管护士，你的主要护理措施有哪些？

案例2：患者男性，50岁，主因"胃癌晚期腹膜转移，大量腹水，腹部胀痛"入院。接诊评估，患者按时服用奥施康定50 mg，Q12h，过去24小时基础疼痛强度NRS评分为4～6分，出现爆发痛6次，服用泰勒宁解救，每次2片，当前疼痛强度NRS评分为9分。因疼痛睡眠差，间断睡眠。粪便干燥，排便困难，近3日未排便，服用乳果糖效果不佳，腹平片示大量积气积便。医嘱给予镇痛、通便、放腹水治疗。请列出患者当前的主要问题及护理措施。

答案

【判断题答案】

题号	1	2	3	4	5	6	7	8	9	10	11	12	13	14	15	16	17	18
答案	×	√	×	√	×	√	×	√	√	√	×	√	×	×	√	√	√	×

【选择题答案】

题号	1	2	3	4	5	6	7	8	9	10	11	12	13	14	15
答案	D	A	B	A	B	B	B	D	C	B	D	C	C	A	B

【案例题答案】

案例1

1. 联系主管医生，遵医嘱处理爆发痛。

2. 待患者疼痛感缓解，告知患者按时服用镇痛药的重要性。

3. 解释成瘾性的概念，消除其顾虑，提高镇痛治疗的依从性。

4. 连续评估，及时记录，为医生及时调整药物剂量提供依据。

案例2

1. 当前存在爆发痛，遵医嘱正确处理爆发痛。

2. 患者基础疼痛控制不良，遵医嘱增加长效镇痛药物剂量，指导患者按时服药。

3. 院外镇痛治疗解救药物使用不当，复合制剂中对乙酰氨基酚用量超出日安全剂量，与医生沟通建议调整用药。

4. 遵医嘱给予甘油灌肠剂或温盐水灌肠，观察排便情况，如粪便嵌塞位置较高，可指导患者空腹口服植物油，每日3次。

5. 评估除阿片类药物以外引起便秘的因素，如进食纤维素少，是否服用铁剂、抑酸药等加重便秘的药物，有无电解质紊乱等，给予相应指导。

6. 遵医嘱调整缓泻剂种类，指导患者按时正确服用缓泻剂。

7. 协助医生进行腹水引流，做好相关护理。

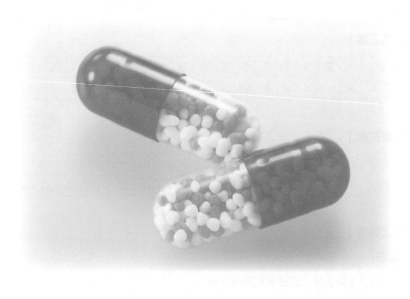

(((第四篇)))

镇痛药物不良反应及应对

① 服用阿片类药物的患者为什么容易出现便秘？

阿片类药物所致便秘的发生与药物本身的药理特性有关。阿片类镇痛药物通过激动外周和中枢神经系统的μ、κ和δ等阿片受体而发挥镇痛作用。但同时胃肠道中也存在上述受体，当阿片类药物与受体结合后，会引起肠蠕动减慢、肠液分泌减少和吸收增多、肠肌层中神经元活性降低、肠壁平滑肌张力增加且非蠕动性收缩增强、肛门括约肌张力增加和肛门松弛反射抑制。因此服用阿片类药物的患者容易出现便秘。

② 阿片类药物所致便秘的特点是什么？

阿片类药物所致便秘的特点是患者不会因长期用药而对阿片类药物引起的便秘产生耐受，也就是说便秘不仅出现于用药初期，而且还会持续出现于阿片类药物镇痛治疗的全过程。

③ 如何理解预防便秘是癌症疼痛治疗中的重要内容？

首先，患者发生便秘会影响口服镇痛药物的吸收，从而减弱镇痛效果。另外，便秘作为阿片类药物最常见的不良反应，是影响患者服药依从性的重要因素之一，很多患者因为便秘而出现自行减量或自行停用镇痛药等行为，从而导致疼痛控制不良。因此，预防便秘是癌痛治疗中的重要内容，应给予重点关注。

④ 引起肿瘤患者发生便秘的常见因素有哪些？

肿瘤患者便秘的发生与许多因素有关，而且通常是在多种因素综合作用下发生，常见的引起便秘的高危因素如下：①女性、高龄。②生活方式相关因素：活动量少、纤维素摄入量少、液体摄入量少、不习惯便椅/便盆等排便器具、如厕设施不够私密。③疾病相关因素：脱水、高钙血症、低钾血症、尿毒症、糖尿病、甲状腺功能减退等水、电解质紊乱及代谢问题，神经肌肉疾病、脊髓或脑肿瘤等神经系统疾病，结直肠肿瘤、腹膜癌、痔等腹部疾病。④药物相关因素：阿片类镇痛药、长春碱类化疗药、抗酸药、抗抑郁药、铁剂、止吐药等。

⑤ 为什么癌痛患者化疗期间更容易出现便秘？

首先是药物因素，其中长春碱类等化疗药物本身可导致肠蠕动减慢，而且化疗时使用的抑酸药、部分止吐药、抗胆碱能药物等也可影响胃肠蠕动和腺体分泌；其次，化疗相关的恶心、呕吐、发热、出汗等症状使患者体内液体丢失、酸碱及电解质失衡也可导致便秘；另外，与化疗相关的检查、活动减少、液体及纤维素摄入减少等生活方式的改变都会影响正常排便。综上多种因素，癌痛患者化疗期间更容易出现便秘。

⑥ 为什么消化道肿瘤患者更容易发生便秘？

首先，消化道肿瘤疾病本身可影响肠道功能，引起便秘；其次，食管癌、胃癌、结直肠癌等患者的常见症状如食欲不振、恶心、早期饱腹感、腹痛等，影响了足量纤维素和水的摄入，也可引起便秘；此外，消化道肿瘤患者更易出现腹膜转移、肠系膜转移、合并腹水等，这些情况会导致肠蠕动减慢，从而增加便秘的风险。综上多种因素，消化道肿瘤患者更容易发生便秘。

⑦ 为什么癌症患者停用阿片类药物后仍然便秘？

进行症状评估时，最重要的是要将患者作为一个整体看待，而不是仅仅关注某一个危险因素。阿片类药物虽然是引起便秘的主要危险因素，但并不是唯一因素。引起和加重癌症患者便秘的因素还有很多，包括生活方式因素、疾病因素及其他药物因素等（本部分第4问）。因此，只有进行动态、连续、全面的评估，及时发现引起和加重患者便秘的各种原因，针对具体因素制定综合的预防和治疗措施，才能有效控制症状。例如，由于生活方式引起的便秘，应指导患者肠道自我管理方法；由于水、电解质紊乱引起的便秘，应及时纠正水、电解质紊乱；由于疾病因素引起的便秘，应针对病因治疗等。

8 如何预防阿片类药物所致便秘?

阿片类药物所致便秘的预防措施主要包括生活方式干预和使用缓泻剂。生活方式干预包括在病情允许的前提下鼓励患者多进食全谷物食品,多吃水果、蔬菜等纤维素含量高的食品,鼓励患者多饮水,适当增加活动量,指导患者养成规律的排便习惯,有便意时及时排便,合理使用排便器具等。对于阿片类药物所致便秘,通常单纯的生活方式改变无法有效预防便秘的发生,因此除外禁忌证如腹泻、肠梗阻等患者,癌痛患者在使用阿片类药物期间应按时服用缓泻剂预防便秘。首选渗透性泻剂或刺激性泻剂,但由于刺激性泻剂长期服用容易产生耐受性,有证据建议联合应用刺激性泻剂和润滑性泻剂或使用二者的复方制剂。

9 阿片类药物所致便秘常规预防仍无效怎么办?

癌痛患者服用阿片类药物期间按时服用缓泻剂,仍然发生严重便秘,首先应进行全面评估,了解患者是否存在引起便秘的其他原因,如进食纤维素、进水少、发热、低钾血症、服用铁剂等因素,如有,根据原因给予相应处理。如不存在其他因素,确定便秘由阿片类药物引起且常规预防无效,可考虑使用外周μ阿片受体阻滞剂甲基纳曲酮,或根据患者的具体情况考虑更换阿片类药物剂型或种类。

10 如何早期发现便秘?

首先应明确便秘的定义:排便次数减少(每周排便少于3次),粪便干硬(Bristol大便性状分型的1型和2型),排便困难(包括排便费力、排出困难、排便不尽感、排便费时以及需手法辅助排便),出现以上三种情况中的任意一种都表明患者发生了便秘。患者住院期间,护士每日评估患者排便情况,不仅要询问排便次数,更重要的是应了解患者有无粪便干结、排便困难的情况,才能做到早期发现和早期处理。此外,对于出院患者,护士也应告知如何早期识别便秘,指导患者在居家期间记录排便日记,出现便秘要及早处理。

⑪ 癌痛患者发生便秘如何正确处理?

除外禁忌证,癌痛患者使用阿片类药物期间应规律服用缓泻剂预防便秘,但是仍然有很多患者会发生便秘。一旦出现便秘,可增加缓泻剂的剂量;如无效可考虑更换缓泻剂,通常选择渗透性泻剂如聚乙二醇、乳果糖,或刺激性缓泻剂如比沙可啶和番泻叶;缓泻剂应空腹或睡前服用;根据肠道功能调整缓泻剂的剂量,保证每1~2天排出一次成形软便。此外,应指导患者多饮水、多吃纤维素含量高的食物、多活动、有便意时及时排便等。

⑫ 什么是粪便嵌塞?

粪便嵌塞是便秘的一种特殊形式,也是一种较严重的状况,通常指直肠腔内聚积着干硬的粪块。患者一旦出现粪便嵌塞,可表现为下腹痛、直肠胀满和肛内不适、坠痛、里急后重感,但无法自主排出粪便,并可能出现全身不适症状。肛门直肠指诊是确认直肠远端粪便嵌塞的有效手段。对于肠道肿瘤患者,由于肿瘤压迫或术后各种原因引起肠腔狭窄,干结的粪便也可能积聚在结肠的不同节段,这种情况下行腹部X线检查可帮助诊断。

⑬ 如何正确处理粪便嵌塞?

高位粪便嵌塞的处理以口服植物油为主,辅以灌肠。对于位置较高的粪便嵌塞,可指导患者口服植物油,空腹服用,每次30~40 ml,服用后应多走动以促进植物油进入肠道,润滑干结的粪便和刺激肠蠕动,从而促进排便。低位粪便嵌塞的处理以灌肠为主,可使用直肠栓剂如开塞露和甘油灌肠剂,除外禁忌证可使用肥皂水或温盐水灌肠。如嵌塞粪石较大仍无法排出,可行人工手法取出粪石,注意戴好手套并充分润滑手套和肛周后再行操作,动作轻巧,避免引起出血或撕裂损伤,操作完毕及时清洗肛周。应特别注意出现粪便嵌塞禁止口服刺激性泻剂,以免引起肠道不协调运动,加重腹痛,甚至出现肠梗阻或穿孔。

⑭ 如何早期发现癌痛患者发生了肠梗阻？

严重便秘可能诱发肠梗阻，早期发现和早期治疗非常重要。首先应识别高危人群，包括：卵巢癌、结直肠癌、胃癌患者；合并大量腹水患者；腹腔化疗后、肠道术后早期、全身化疗中、盆底放疗后；合并严重低钾血症、呕吐、腹泻；进油腻、干硬食物等患者。以上人群服用阿片类药物期间应重点关注排便情况，一旦出现便秘及早处理，以免诱发肠梗阻。其次，护士应熟悉肠梗阻患者的症状和体征，一旦出现可早期发现。新发腹部疼痛通常是肠梗阻最早出现的症状；恶心呕吐多见于高位梗阻的患者，进餐后、平卧后症状明显；可伴有排便次数减少，通常不全肠梗阻和高位梗阻早期可有排气排便，随着梗阻程度加重，排气排便逐渐减少至消失。此外，肠鸣音的监测对于早期发现肠梗阻也非常重要。

⑮ 开塞露能否常规用于治疗癌痛患者的便秘？

不能。开塞露的主要成分是甘油，是局部使用的润滑性泻剂，经肛门注入，刺激直肠壁引起排便反射来促进排便。如果经常使用，直肠被刺激次数增多会导致敏感性下降。另外，更重要的原因是肿瘤放化疗期间多合并骨髓抑制和黏膜炎，频繁局部使用栓剂，可能出现黏膜损伤、出血、感染等问题。因此开塞露仅用于解除急性粪便嵌塞，不建议用于常规预防和治疗便秘。

⑯ 常用的缓泻剂有哪几类？

缓泻剂根据作用机制不同可分为四类：容积性泻剂也称膨胀性泻剂，代表药物为麦麸、植物性或半合成纤维素、欧车前、聚卡波非钙等；渗透性泻剂，代表药物为硫酸镁、乳果糖、聚乙二醇等；刺激性泻剂，如比沙可啶、番泻叶、大黄、芦荟、蓖麻油等；润滑性泻剂，如液状石蜡、甘油、植物油、多库酯钠、中药火麻仁多库酯钠等。

⑰ 缓泻剂的使用有哪些注意事项？

不同类型的缓泻剂在使用时注意事项不同。容积性泻剂主要适用于轻度便秘者，服药时应补充足够液体，不适用于身体状况差、吞咽困难、严重便秘者。盐类渗透性泻剂起效快，适用于急性便秘者，但可引起脱水、电解质紊乱，因此有肾损害或心力衰竭者慎用；乳果糖等不被吸收的糖类渗透性泻剂可产生温和的缓泻作用，适用于慢性便秘者，但使用该药物会产气，可能引起胃胀气和腹部痉挛，单药长期服用可产生耐药性。刺激性泻剂起效快，适用于急性便秘者，短期按需服用安全有效，但长期大量服用可能损伤肠壁神经丛细胞，反而加重便秘。长期服用含蒽醌的中药还可能导致结肠黑变病。此外，肠梗阻患者禁用刺激性缓泻剂。

⑱ 能否服用液状石蜡治疗便秘？

不能。液状石蜡为矿物油，服用可影响个体对脂溶性维生素的吸收，且长期使用可被组织吸收形成肉芽肿，因此不建议口服使用。

⑲ 携带肠造口的癌痛患者服用阿片类药物有哪些注意事项？

携带肠造口的癌痛患者尤其要重视预防便秘，服用阿片类药物期间应密切观察排便情况的变化，若肠造口排出的粪便呈颗粒状，且较硬，表明已发生便秘，应及时处理。如果造口排气排便停止且伴腹胀、腹痛等不适，考虑是否合并肠梗阻，建议尽快就医。

二、恶心呕吐

① 如何预防阿片类药物引起的恶心呕吐？

阿片类药物引起的恶心呕吐多见于初次用药的患者，发生率约30%。该不良反应可随着用药时间延长而耐受，症状多在3～7天内缓解。因此，应以预防为主，初次使用阿片类药物的患者应给予甲氧氯普胺（胃复安）、氟哌啶醇等药物预防，服用数天停用即可。如恶心呕吐超过1周，应考虑是否存在其他原因（见下一问）。如排除其他原因患者仍恶心呕吐严重不能耐受，可考虑更换镇痛药物类型或给药途径。

② 除阿片类药物外，引起癌痛患者恶心呕吐的原因可能还有哪些？

除阿片类药物外，引起癌症患者恶心呕吐的原因有很多，应进行全面评估，才能有针对性地控制症状。常见引起癌症患者恶心呕吐的因素包括：胃轻瘫、胃出血、肠梗阻、严重便秘、大量腹水、颅内压增高、剧烈咳嗽、疼痛、电解质紊乱（高钙血症、低钠血症）、感染、甲亢、肾衰竭、化疗、免疫治疗、靶向治疗、放疗等。此外，焦虑、恐惧等精神心理因素也可能引发恶心呕吐。

③ 癌痛患者服用盐酸羟考酮缓释片后呕吐，能否补服？

盐酸羟考酮缓释片提供药物双相释放，即释相达峰迅速，1小时可起效。控释相药效持久，12小时平稳持续释放。其中38%的药物可在1小时内即释起效，发挥快速镇痛作用，62%的药物12小时内控释，稳定镇痛效果。当癌痛患者服用盐酸羟考酮缓释片后发生呕吐，首先查看呕吐的胃内容物，若未见药片则不需要补服；若呕吐物中可见药片，则应补服；如不确定，则建议服药1小时内呕吐需补服，超出1小时后呕吐不用补服，其间出现爆发痛，按解救原则处理。

④ 术后患者使用镇痛泵发生呕吐怎么办？

镇痛泵中的药物以阿片类药物为主，初次使用阿片类药物恶心呕吐的发生率约30%，因此应遵医嘱提前给予止吐药物预防。护理中应注意，如患者麻醉未清醒，应将患者的头偏向一侧，以防发生呕吐物误吸或肺部感染。若患者麻醉清醒，协助患者取半坐位或坐位。呕吐后给予协助漱口或刷牙，保持口腔清新，及时清理呕吐物，更换污染的被服，开窗通风，保持空气清新。

三、尿潴留

① 癌痛患者哪些情况下容易出现尿潴留？

尿潴留是阿片类药物不良反应之一，发生率低于5%。一些因素可能增加发生尿潴留的危险，如同时使用镇静剂、腰椎麻醉术后、合并前列腺增生等。腰椎麻醉术后，使用阿片类药物发生尿潴留的风险可增加至30%，同时使用镇静剂的患者发生尿潴留的风险可增加至20%。此外，同时使用解痉剂和同时使用两种及以上的强阿片类药物的患者发生尿潴留的风险明显增加。

② 如何预防阿片类药物引起尿潴留？

识别高危人群，重点监测；指导患者在使用阿片类药物期间如有尿意及时排尿，避免膀胱过度充盈；为卧床患者提供隐秘的排尿排便环境；避免同时使用镇静剂、解痉剂；避免同时使用两种强阿片类药物。

③ 出现阿片类药物所致尿潴留怎么办？

首先，为患者提供隐秘的排尿环境；其次，可让患者采用熟悉的排尿姿势，听流水声或用温水冲洗会阴部，轻轻按摩膀胱区诱导自行排尿。仍无效者可给予松弛膀胱括约肌或兴奋平滑肌的药物促进排尿，必要时给予留置尿管导尿。对于反复发生的尿潴留，如确定由阿片类药物引起，可考虑更换镇痛药物种类。

④ 山莨菪碱能否常规用于慢性癌痛治疗？

不能。山莨菪碱为抗胆碱能药，主要用于胃肠道、胆管、胰管等因平滑肌痉挛引起的疼痛及消化道检查的术前准备。因其具有抗胆碱能作用，用药期间可能出现口干、便秘、视物模糊、排尿困难等不良反应，目前证据不建议常规用于慢性癌痛治疗。对于肿瘤合并恶性肠梗阻患者，山莨菪碱可作为辅助用药用于单纯使用阿片类药物控制不良的腹部绞痛。

① 如何理解阿片类药物的镇静作用?

短暂的镇静作用常见于初次使用阿片类药物及显著增加药物剂量时,患者可表现为困倦、瞌睡,通常2~3天可以耐受。如果超过 2~3天仍有明显镇静表现,应查找其他原因,如是否同时使用镇静药物、有无中枢神经系统病变、高钙血症、脱水、感染、缺氧等。镇静作用是阿片类药物的正常反应,但是如果镇静过度就可能发生阿片类药物所致呼吸抑制(opioid induced respiratory depression, OIRD),因此使用阿片类药物期间应密切监测患者的镇静水平。

② 阿片类药物所致呼吸抑制最佳预测指标是什么?

患者不会在清醒的时候发生呼吸抑制,过度镇静是阿片类药物所致呼吸抑制发生的先兆,因此镇静水平是患者发生OIRD的最佳预测指标。

③ 常用于评估患者镇静水平的工具有哪些?

Ramsay量表、Richmond 激越镇静量表(Richmond agitation and sedation scale,RASS)、镇静激越量表(sedation-agitation scale,SAS)都可用于评估重症患者的镇静水平。其中Ramsay量表专门用于评估重症患者使用镇静剂后的镇静水平;Richmond 激越镇静量表适用于所有重症患者,量表中包括镇静和激越2个状态的评估;SAS用于评估激越状态的ICU患者使用镇静药物后的意识水平改变;Pasero阿片诱导镇静量表(Pasero opioid-induced sedation scale,POSS)用于评估阿片类药物引起镇静的水平。临床医务人员可根据需求选择合适的量表。

④ 如何评估阿片类药物引起的镇静水平?

POSS可用于评估阿片类药物引起的镇静水平,并针对不同镇静水平给出处理建议。阿片类药物引起的镇静水平主要可分为以下等级,分别为:

S级-睡眠，易被唤醒（正常，不需要处理）；1级-清醒和警觉状态（正常，不需要处理）；2级-轻度瞌睡，但易于唤醒正常，不需要处理；3级-频繁打瞌睡，可唤醒，说话时可睡着（不正常，考虑减量或替代，并严密监测）；4级-嗜睡，对物理性刺激反应微弱或无反应（停用阿片类药物，考虑使用纳洛酮）。

⑤ 如何根据镇静水平调整阿片类药物剂量？

当患者的镇静水平达到POSS镇静程度3级或4级时，即患者频繁地打瞌睡，可唤醒，谈话时可睡着或者嗜睡，对物理刺激反应微弱或无反应时，需要调整阿片类药物剂量。

镇静水平为3级时，需减少阿片类药物剂量25%～50%，同时考虑加用辅助镇痛药物，同时密切监测患者的镇静水平和呼吸状况，直到镇静水平达到3级以下且呼吸状况正常，在无禁忌证的情况下，指导患者深呼吸15～30次/分。

镇静水平为4级时，应停用阿片类药物，考虑使用纳洛酮，必要时通知麻醉科准备急救，密切监测患者的镇静水平和呼吸型态，直到镇静水平达到3级以下且呼吸型态正常。

⑥ 使用阿片类药物为什么可能会出现呼吸抑制？

呼吸抑制是阿片类药物的不良反应之一，其发生与阿片类药物的作用机制有关。阿片类药物的受体包括μ、δ、κ等受体，广泛分布于中枢神经系统，其中μ受体介导最强效的镇痛作用的同时，对呼吸有抑制作用。阿片受体活化后抑制神经传导，μ受体会作用于延髓和控制呼吸节律的有关神经元，从而对呼吸产生影响，主要包括呼吸频率、通气量和对CO_2的敏感性等。当阿片类药物在体内过量时，可能引发呼吸抑制。

⑦ 阿片类药物所致呼吸抑制的发生率有多高？

目前不同研究报道的阿片类药物所致呼吸抑制的发生率存在差异，考虑与调查方法、选取人群及治疗方式等因素均有关，总体范围在

0.038%～1.5%。尽管阿片类药物引起的呼吸抑制发生率不高，但是一旦发生可能危及生命，因此应给予重视。

⑧ 阿片类药物所致呼吸抑制的定义是什么？

美国疼痛治疗护理协会（American Society for Pain Management Nursing，ASPMN）2019年发布的更新版《阿片类药物所致呼吸抑制指南》中将OIRD定义为：呼吸频率减慢（<8 次/分或<10 次/分）、动脉血氧饱和度下降（<90%）或呼气末二氧化碳分压升高。2016年美国麻醉师协会发布的《阿片药物用于轴索镇痛相关性呼吸抑制的预防、监测与诊疗实践指南》将OIRD定义为：呼吸频率减慢（<10 次/分）、动脉血氧饱和度下降（<90%）或高碳酸血症（动脉血二氧化碳分压>50 mmHg）。2014年中国发布的《成人手术后疼痛处理专家共识》将OIRD定义为：呼吸频率≤8次/分、氧饱和度<90%或出现浅呼吸。

⑨ 临床如何快速判断阿片类药物所致呼吸抑制？

①通过询问家属、调取病历、查体等方法确定患者使用了阿片类药物；②患者意识模糊或昏迷，对躯体刺激没有反应；③患者呼吸频率减慢（<8 次/分或<10 次/分）、动脉血氧饱和度下降（<90%）或动脉血二氧化碳分压升高（>50 mmHg）；④针尖样瞳孔。

⑩ 为预防和早期发现阿片类药物所致呼吸抑制，需要重点监测哪些人群？

①高龄患者，年龄≥65岁；②使用阿片类药物剂量较大；③初次使用阿片类药物或者停用后重新开始使用；④病态肥胖、合并睡眠呼吸暂停综合征；⑤合并肺部疾病、心血管疾病、肝疾病和肾功能不全；⑥术前麻醉ASA分级>Ⅱ级或全身麻醉时间较长；⑦术后，尤其是上腹部和胸部手术后；⑧术后使用PCA镇痛治疗；⑨使用镇静药物如苯二氮䓬类、抗组胺药如苯海拉明或其他中枢抑制剂；⑩服用阿片类药物的同时服用抗惊厥类药物，如加巴喷丁或普瑞巴林。

⑪ 服用阿片类药物时间越长越容易出现呼吸抑制吗?

不是。OIRD容易发生在初次使用阿片类药物的患者中,随着阿片类药物使用时间延长,患者对阿片类药物产生耐受后,则极少发生呼吸抑制。

⑫ 有睡眠呼吸暂停综合征的癌痛患者能否使用阿片类药物镇痛治疗?

可以使用,但睡眠呼吸暂停综合征患者使用阿片类镇痛药物时OIRD的风险会增加,因此,应做好患者OIRD风险因素的评估,用药过程中密切监测镇静水平,做好病情记录与交接,以保证患者用药安全。此外,还可以根据患者睡眠呼吸暂停综合征的严重程度考虑睡眠时使用设备辅助通气。

⑬ 如何预防阿片类药物所致呼吸抑制?

①识别容易发生OIRD的高危人群,做好监测和交班。②阿片类药物使用应个体化。对可能发生OIRD的高危患者谨慎开具阿片类药物,对于初次使用或停药后重新使用阿片类药物的患者,可以使用短效阿片类药物,从低剂量开始滴定,无不良反应后再增加药物剂量;尽量避免同时使用苯二氮䓬类药物,当阿片类药物与抗惊厥类药物如加巴喷丁或镇静类药物如苯二氮䓬类药物必须联合使用时,应加强监测;轴索镇痛时,应选择最低有效剂量的阿片类药物,且慎用镇静催眠类药物或肠外途径给予阿片类药物。③用药过程中加强对镇静水平及通气状况的监测,如有异常应及早采取措施,减少阿片类药物用量或停药。

⑭ 为预防和早期发现阿片类药物所致呼吸抑制,术后应重点监测哪些内容?

在患者术后24小时,尤其是夜间,阿片类药物所致呼吸抑制发生率相对较高,因此应重点监测。主要监测内容包括镇静水平、呼吸频率、动脉血氧饱和度和呼气末二氧化碳分压。

⑮ 监测指端血氧饱和度能否早期发现呼吸抑制?

对于吸氧的患者,指端血氧饱和度监测不能及早发现呼吸抑制。由于指端血氧饱和度是一种替代性的氧合测量方法,不能测量通气量,当患者吸氧时,即使发生呼吸抑制,指端血氧饱和度的读数也不会有变化,可能导致延误发现病情变化,因此指端血氧饱和度识别呼吸抑制的能力有限,还需要结合二氧化碳图判定。二氧化碳图不仅在氧饱和度下降前就可以预警患者出现不良通气状况,且不受吸氧的影响。

⑯ 没有纳洛酮的情况下癌痛患者出现阿片类药物所致呼吸抑制如何解救?

阿片类药物所致呼吸抑制是由于药物过量引起,在没有纳洛酮的情况下可通过用力捏、掐、刺等方法增加患者的痛觉刺激进行解救。增加痛觉刺激等于增加了机体对阿片类药物的需求量,由此可能逆转患者由于阿片类药物过量引起的呼吸和意识方面的障碍。

⑰ 使用纳洛酮解救阿片类药物所致呼吸抑制的注意事项有哪些?

纳洛酮是阿片受体阻滞剂,用于解救阿片类药物过量引起的呼吸抑制。正确的给药方法:将纳洛酮1支(0.4 mg/1 ml)用生理盐水稀释到10 ml,每30~60秒取1~2 ml(0.04~0.08 mg)经皮下或静脉注射,如果10分钟无效且总量达到1 mg,应考虑导致呼吸抑制的其他原因。解救过程中还应注意:给药过程应缓慢,以避免拮抗过度出现剧烈疼痛;给药的同时不停地呼唤患者;避免高浓度吸氧;患者意识清楚,呼吸频率正常(>9次/分)后可停药,鼓励并指导患者深呼吸;密切监测意识和呼吸状况,直至意识和呼吸完全恢复正常;纳洛酮半衰期短,为防止患者再次出现呼吸抑制,应将纳洛酮处于备用状态。

(18) 患者出现阿片类药物所致呼吸抑制能否给予高浓度吸氧?

当患者出现阿片类药物过量引起呼吸抑制时,低氧状态可刺激呼吸中枢维持呼吸,此时如果给予高浓度氧吸入,会导致缺氧反射性刺激呼吸的作用消失,从而加重呼吸抑制,导致二氧化碳潴留,甚至出现呼吸停止。因此,出现阿片类药物所致呼吸抑制不宜给予高浓度吸氧。

(19) 如何看待临床中"因担心呼吸抑制而减少或停止给濒死期疼痛患者使用阿片类药物"的行为?

濒死期通常指生命的最后几天或几小时,此时疾病进展无法逆转,死亡已在预料之中。在濒死期镇痛治疗中,首先,医护人员应明确镇痛治疗的目的、给患者带来的收益与风险。对于濒死期疼痛患者,使用阿片类药物镇痛治疗的目的是缓解疼痛,使患者能够舒适、有尊严地离世,其益处在于减轻了患者的痛苦,这一益处远远超过了可能导致死亡稍稍提前的风险。其次,生命末期的癌痛患者通常已经使用了一段时间阿片类药物且为阿片类药物耐受患者,而呼吸抑制极少发生在阿片类药物耐受的患者。因此绝大多数情况下,癌症患者濒死期出现意识和呼吸的改变与疾病进展有关,而非阿片类药物过量。

五、其他不良反应

(1) 为什么哌替啶(杜冷丁)不能长期用于癌痛治疗?

杜冷丁是哌替啶的别名,一方面,其镇痛效果约为盐酸吗啡的1/10,作用时间短,为2.5~3.5小时;另一方面,杜冷丁的代谢产物去甲哌替啶在体内清除半衰期较长,为3~18小时,长期用药容易蓄积,导致中枢神经系统毒性反应,患者表现为焦虑、烦躁、震颤、抽搐、肌阵挛、癫痫大发作等。因此,癌痛治疗指南中明确提出杜冷丁只能用于短期急性疼痛的治疗,禁止用于慢性癌症疼痛的治疗。

② 阿片类药物引起肌阵挛怎么办?

肌阵挛多见于使用阿片类药物剂量较大及肾功能不全的患者,其中肾功能不全患者出现肌阵挛与药物蓄积有关。可遵医嘱给予以下处置:适当经静脉给予水化;改用阿片类药物的替代药物可能减轻症状;对于意识清醒的患者,可每8小时口服氯硝西泮0.5~1 mg,不能吞咽的患者可使用氯羟去甲西泮舌下含服。极度痛苦的患者也可经肠外给苯二氮䓬类药物。护理中应注意识别高危人群,正确给予镇痛药物,出现肌阵挛时保证患者安全。

③ 阿片类药物引起瘙痒怎么办?

当癌痛患者出现瘙痒,首先应评估引起瘙痒的原因,除外使用阿片类药物有无其他疾病因素如黄疸、糖尿病等,有无同时使用其他可引起瘙痒的药物,如有相关因素应对因治疗。阿片类药物引起的瘙痒多见于使用吗啡的患者,根据瘙痒程度遵医嘱使用抗组胺药物如苯海拉明、异丙嗪等;如果瘙痒持续存在,患者无法耐受,考虑更换为另一种阿片类药物。护理中指导患者保持皮肤湿润,可使用润肤露、凡士林等;穿柔软宽松衣物,减少对皮肤的刺激;剪短指甲,避免抓挠,预防皮肤破溃和感染等。

④ 患者使用芬太尼透皮贴后感到头晕怎么办?

临床中有患者使用芬太尼透皮贴剂后感到头晕,轻度头晕通常可自行缓解,其间嘱患者卧床休息,改变体位时动作要缓慢,预防跌倒或坠床,注意监测血压。预防措施如下:初次使用阿片类药物时,应从小剂量开始;增加药物剂量幅度不宜过大;体温升高会增加药物经皮吸收的速度,导致体内药物浓度增加过快,患者可能出现头晕,因此发热患者初次使用阿片类药物不宜使用透皮贴剂。

【判断题】

1. 阿片类药物引起的便秘可随用药时间延长而耐受。

2. 单纯饮食调整和运动不能预防阿片类药物引起的便秘。除外腹泻、肠梗阻等禁忌证，患者服用阿片类药物期间应同时服用缓泻剂预防便秘。

3. 直肠栓剂使用方便，可常规用于预防和治疗肿瘤患者的便秘。

4. 阿片类药物引起的恶心呕吐通常发生在初次用药，3～7天可耐受，症状自行缓解。

5. 同时使用镇静剂、同时使用两种及以上阿片类药物均可增加尿潴留的风险。

6. 阿片类药物引起的短暂的镇静作用常见于初次使用阿片类药物及显著增加药物剂量时，表现为困倦、瞌睡，通常2～3天可以耐受。

7. 阿片类药物所致呼吸抑制的最佳预测指标是呼吸频率。

8. 除外特殊情况，连续使用阿片类药物镇痛治疗超过1个月的患者很少发生呼吸抑制。

9. 阿片类药物所致呼吸抑制的判定依据包括呼吸频率减慢（≤8次/分）、血氧饱和度下降（<90%）或呼气末二氧化碳分压升高（>50 mmHg）。

10. 合并肺部疾病如COPD或阻塞性睡眠呼吸暂停综合征的患者使用阿片类药物，发生呼吸抑制的风险增加。

11. 患者使用阿片类药物时间越长，越容易出现呼吸抑制。

12. 镇静类药物如苯二氮䓬类药物有镇痛作用且不会增加呼吸抑制的风险。

13. 为避免阿片类药物过量，开具医嘱前应评估患者的镇痛药物用药史及不良反应，并全面检查皮肤，排除正在使用芬太尼透皮贴剂、植入式镇痛泵等情况。

14. 使用阿片类药物的患者如合并糖尿病、心脏疾患、肾或肝功能障碍，发生呼吸抑制的风险增加。

15. 抗惊厥类药物如加巴喷丁与阿片类药物同时服用可增加呼吸抑制的风险。

16. 因为过度镇静会出现在阿片类药物镇静作用之前，因此在使用阿片类镇痛药期间应当进行镇静程度评估。

17. 对于濒死期疼痛患者应尽量减少阿片类药物用量，以免发生呼吸抑制。

18. 有酒精和（或）药物滥用史的疼痛患者使用阿片类药物镇痛治疗，其成瘾的风险增加。

19. 使用阿片类药物镇痛治疗的患者术后24小时内呼吸抑制发生率最高，因此这一时段应重点加强监测。

【选择题】

1. 关于阿片类药物导致的呼吸抑制，下列陈述正确的是
   - A. 由于阿片类药物蓄积，呼吸抑制通常出现在手术几天后的夜间
   - B. 阻塞性睡眠呼吸暂停是重要的危险因素
   - C. 术前使用高剂量阿片类药物的患者术后呼吸抑制的发生率更高
   - D. 使用间歇脉搏血氧仪可以很容易地评估

2. 引起阿片类药物相关呼吸抑制的风险因素不包括
   - A. 术前麻醉ASA分级＞Ⅱ级或全身麻醉时间较长
   - B. 术后使用PCA镇痛治疗
   - C. 老年、肥胖患者
   - D. 长时间服用阿片类药物

3. 接受阿片类药物治疗的患者发生呼吸抑制最重要的预测指标是
   - A. 呼吸频率
   - B. 患者汇报的疼痛强度
   - C. 镇静水平
   - D. 血压

4. 镇痛治疗中，为预防阿片类药物过量引起的呼吸抑制，以下措施不正确的是
   - A. 鼓励患者忍痛，尽量减少阿片类药物用量
   - B. 对于初次使用或停药后重新使用阿片类药物的患者，可以使用短效阿片类药物，从低剂量开始滴定，无不良反应以后再增加药物剂量
   - C. 即使对阿片类药物耐受的患者也要避免迅速大幅度增加药物剂量
   - D. 当需要换成另一种阿片类药物或改变给药途径时应进行等效剂量转换

5. 患者65岁，肺癌术后返回病房，给予经鼻导管吸氧，经PCA给予阿片类药物镇痛治疗，以下监测指标不能及早发现阿片类药物所致呼吸抑制的是
   - A. 呼吸频率
   - B. 镇静水平
   - C. 指端血氧饱和度
   - D. 呼气末二氧化碳分压

6. 患者初次使用阿片类药物，应用POSS量表评估镇静水平，以下处理正确的是

A. 患者轻度瞌睡，但易于唤醒，正常，不需要处理

B. 患者频繁打瞌睡，可唤醒，说话时可睡着，不需要处理，严密监测

C. 患者频繁打瞌睡，可唤醒，说话时可睡着，考虑减量25%～50%，并严密监测

D. 患者嗜睡，对物理性刺激反应微弱或无反应，应停用阿片类药物，考虑使用纳洛酮

7. 使用纳洛酮解救阿片类药物所致呼吸抑制，以下做法正确的是

A. 立即皮下注射纳洛酮1 支（0.4 mg/1 ml）

B. 将纳洛酮1 支（0.4 mg/1 ml）用生理盐水稀释到10 ml，每30～60秒注射1～2 ml（皮下或静脉），10分钟无效且总量达到1 mg，应考虑其他原因

C. 患者意识清楚，呼吸频率正常（＞9 次/分）后可停药，鼓励并指导患者深呼吸

D. 纳洛酮半衰期短，为防止患者再次出现呼吸抑制，应将纳洛酮处于备用状态

【案例题】

案例1：患者张某，36岁，胃癌晚期，腹膜及肠系膜转移、恶性肠梗阻，多器官功能衰竭。近2周使用芬太尼透皮贴剂12.6 mg镇痛治疗，疼痛控制满意，基础疼痛NRS评分1～2分，24小时爆发痛不超过2次。家属表示患者清醒时明确表达濒死阶段不做有创抢救。3日前患者进入昏迷状态，呼吸浅慢，频率6～7 次/分，对躯体刺激没有反应，瞳孔等大等圆，对光反射迟钝。此时，医嘱撤除芬太尼透皮贴剂。6小时后患者大声呻吟、躁动不安，医嘱给予吗啡皮下注射可缓解4～6小时，72小时后离世。

问题：

1. 患者呼吸频率减慢是否为阿片类药物导致的呼吸抑制？

2. 此时停用芬太尼透皮贴剂镇痛治疗是否妥当？为什么？

案例2：患者男，70岁，主因"食管癌术后多发骨转移，为行进一步治疗"入院。入院后护士进行疼痛筛查和评估，患者诉按时服用阿片类药

物1月余，疼痛控制满意；每日进流食，量少；排便费力、粪便干结，未服缓泻剂，每隔数日使用开塞露协助排便；查看入院检验报告，血钾2.75 mmol/L。

问题： 你作为患者的主管护士，判断当前患者的主要护理问题是什么。应采取哪些护理措施？

答案

【判断题答案】

题号	1	2	3	4	5	6	7	8	9	10	11	12	13	14	15	16	17	18	19
答案	×	√	×	√	√	√	×	√	√	√	×	×	√	√	√	√	×	√	√

【选择题答案】

题号	1	2	3	4	5	6	7
答案	B	D	C	A	C	ACD	BCD

【案例题答案】

案例1

1. 不是。

阿片类药物所致呼吸抑制的表现为：①意识模糊或昏迷，对躯体刺激没有反应；②呼吸频率减慢（<8次/分或<10次/分）；③动脉血氧饱和度下降（<90%）或动脉血二氧化碳分压（>50 mmHg）；④针尖样瞳孔。根据以上依据，该患者当前的表现应是疾病进展导致的意识和呼吸改变，是濒死期的表现，而非阿片类药物所致呼吸抑制。另外，根据使用阿片类药物的时间和剂量判断，该患者为阿片类药物耐受患者，这类患者极少发生呼吸抑制。

2. 不妥。分析理由如下：

第一，阿片类药物耐受患者极少发生呼吸抑制，该患者处于濒死期，其意识和呼吸的改变是疾病进程中的表现而非阿片类药物所致。

第二，对于濒死期患者，死亡已在预料之中，此时停用原本能够有效缓解疼痛的芬太尼透皮贴剂而改用短效药物临时处理疼痛，只会让患者反复遭受疼痛的折磨，这违背了以人为本的理念及镇痛治疗的目标。濒死期的治疗和护理措施应以保证患者的舒适为准，让临终者舒适、有尊严地离世是最重要的。

案例2

患者当前的主要护理问题为便秘。主要护理措施如下：

（1）便秘是阿片类药物最常见的不良反应，且不因用药时间延长而耐受，除外禁忌证如腹泻或肠梗阻，告知患者应在服用阿片类药物期间按时服用缓泻剂预防便秘，指导患者正确服用缓泻剂，保证每1~2天排出一次成形软便。

（2）分析除阿片类药物以外的其他可能引起便秘的因素，患者因疾病影响进食，出现低钾血症，肠蠕动减慢，增加了便秘的风险。遵医嘱纠正低钾血症，同时指导患者进食富含钾的食物和饮品，例如香蕉、橙汁等。

（3）告知患者开塞露可以用来解除急性粪便嵌塞，但因放化疗患者可能合并骨髓抑制且黏膜屏障减弱，频繁经直肠栓剂给药容易造成黏膜损伤或感染，因此不宜常规使用开塞露预防和处理便秘。

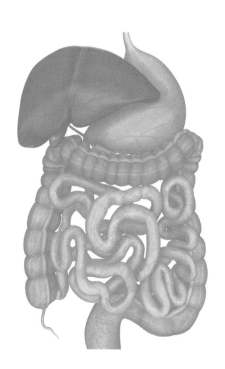

第五篇

疼痛教育与随访

1 癌痛患者的疼痛教育包括哪些内容?

①向患者及家属灌输无需忍痛的观念,鼓励其表达疼痛感受,让患者相信大部分疼痛都可以通过药物得到有效缓解;②教会患者使用疼痛评估工具,以保证患者在全程疼痛控制中能够准确及时地向医护人员汇报自己的疼痛情况;③指导患者正确服药,包括每种药物的用途、服药时间、服药注意事项、药物不良反应、预防措施及自我护理要点;④讲解阿片类药物的相关概念,消除顾虑和担忧;⑤提供出院后的就医信息,包括办理麻醉药品登记表(麻卡)、门诊取药、居家自我护理要点、什么情况下需要及时就诊。

2 癌症患者到了疾病晚期都会出现疼痛吗?

相对于其他疾病阶段,癌症患者疾病晚期的疼痛发生率确实更高,但不是所有癌症患者到了疾病晚期都会出现疼痛。是否会出现疼痛与肿瘤类型、直接或间接压迫和侵犯的部位、程度及有无并发症等有关。

3 患者出现疼痛或疼痛加重是否意味着病情进展?

癌症患者的疼痛根据原因大致可分为三类:由肿瘤本身浸润和压迫引起;由肿瘤相关治疗和检查引起;由并发症及其他原因引起。疼痛加重可能不完全是肿瘤进展引起,也可能是非癌性原因造成的。例如患者出现严重便秘继发粪便嵌塞或肠梗阻可引起腹痛、放化疗引起皮肤黏膜损伤也会出现疼痛。此外,由于阿片类药物出现耐受性导致药物剂量不能维持原有镇痛效果,也是癌痛患者感到疼痛加重的较为常见的原因。这些疼痛加重都不是因为肿瘤疾病进展所致。

4 癌症患者的疼痛能否得到有效缓解?

随着癌痛规范化治疗的推广和普及,实践已证明,恰当应用现有的药物和非药物疗法,90%以上的疼痛都可以得到满意的缓解。少数难治性疼痛也可以通过各种微创介入治疗技术得到控制,包括自控镇痛泵技术、神经毁损术、经皮椎体成形术、放射性粒子植入术和鞘内药物输注系统植入术等。护士应主动评估患者的顾虑，讲解当前疼痛治疗的方法，增强其信心，共同努力以促进疼痛有效缓解。

⑤ 很多患者忍痛不说，应如何提供疼痛教育？

入院后应对患者进行疼痛筛查，告知疼痛筛查的目的是要找出伴有疼痛的患者，以便及早进入规范治疗路径，只有保持无痛的身心状态才能更好地配合抗肿瘤治疗，促进康复。住院期间应密切关注患者，多用些时间来陪伴、倾听、同理患者的痛苦体验，建立信任的护患关系。对于忍受疼痛不愿意说出来的患者，向其灌输无需忍痛的观念，同时了解患者的内心想法，对疼痛和疼痛治疗有何顾虑和担忧，针对具体情况给予个体化的疼痛教育和指导。

⑥ 癌痛治疗中，患者常见的不依从行为有哪些？

在疼痛治疗医嘱规范的前提下，癌痛患者常见的不依从行为包括：拒绝服用阿片类药物、拒绝加量、延迟用药、自行减量、故意漏服、自行停药等。例如到了服药时间患者还没有感到疼痛就延后1~2小时服药；芬太尼透皮贴剂到了72小时不愿意更换，多贴12~24小时；早上不太疼就减半量服用，担心晚上疼痛明显就加量服用；感觉不太疼自行停药等。这些不依从行为常常导致患者疼痛控制不良。

⑦ 疼痛患者不按时服药或服药依从性差怎么办？

在临床观察和与患者沟通过程中，如果发现患者没有遵医嘱按时服药，首先不能批评患者，也不能直接说教，而是应了解他不按时服药的原因。可以这样询问："我看您没有按时服用镇痛药，能和我讲讲原因吗？"先听患者如何回答，他可能是忘记了，可能认为不痛的时候没有必要吃药，可能担心长期用镇痛药会成瘾，或担心药物不良反应，或担心药物耐受性，或由于经济原因舍不得吃，或想留着疼痛加重的时候救急用等。了解到患者未按时用药的真正原因后，再针对具体原因给予相应指导。

⑧ 临床中癌痛患者对疼痛治疗的常见误区有哪些?

临床中很多患者和家属认为没有必要按时服用镇痛药物,只有疼痛加重的时候才应该用药,因此在疼痛治疗中出现不遵医嘱用药的行为,导致疼痛控制不良。还有患者认为只有到了疾病终末期才需要使用吗啡等阿片类药物镇痛治疗,而自己病期尚早,没必要使用,因此拒绝使用阿片类药物,甚至自行无限制地增加非甾体抗炎药的剂量,不但疼痛未能得到有效缓解,反而增加了药物不良反应的风险。

⑨ 癌痛患者未按时服用镇痛药物,只有疼痛加重的时候才服用怎么办?

很多患者认为疼痛无法忍受的时候才需要用镇痛药,不痛的时候没有必要用药,这是癌痛患者的常见的误区。了解患者对疼痛治疗的态度是疼痛护理评估的重要内容。应向患者讲解癌症疼痛的特点及正确的用药时间。癌症患者的疼痛有持续存在的基础疼痛和在此基础上可能发生的爆发痛,镇痛药物分为缓释制剂和即释制剂,正确的用药时间和方法是:按时服用缓释制剂控制基础疼痛;当出现爆发痛时,服用即释制剂迅速控制爆发疼痛。慢性癌痛如同其他慢性疾病如高血压、糖尿病治疗一样,患者需要规律服用镇痛药物控制疼痛。只有按时服药,使药物在体内保持稳定的血药浓度,疼痛才能得到持续缓解。

⑩ 癌痛患者有时候故意漏服镇痛药或减量怎么办?

应评估患者故意漏服镇痛药物或减量的原因,有的患者觉得疼痛能忍受,就自行减量了,有的患者觉得不疼了,就故意漏服一次。事实上,遵医嘱按时服用镇痛药才能达到稳定的血药浓度,保持持续无痛的状态。漏服或自行减量都可能带来疼痛的反复加重,影响生活质量。而且长期反复发作的疼痛刺激容易引起中枢神经系统发生病理性重构,也称"疼痛敏化",之后需要使用更大剂量的镇痛药才能让疼痛得到有效缓解。因此,要向患者耐心讲解,让他们理解按时服药的重要性。

⑪ 癌痛患者和家属不愿意或不接受阿片类药物怎么办?

有患者看到医嘱开具以吗啡为代表的阿片类药物就有抵触情绪,认为只有临终阶段才需要使用这类药,因此不愿意服用。护士应向患者解释,医生选择镇痛药物的主要依据是疼痛强度,如果疼痛强度NRS评分在4分及以上,则选择以吗啡为代表的阿片类药物,才能达到有效的镇痛效果。镇痛药物的选择主要与疼痛强度和疼痛性质有关,而不取决于疾病阶段,例如多发性骨髓瘤在疾病早期患者就可以出现明显的疼痛,评估疼痛强度在中重度就应选择以吗啡为代表的阿片类药物才能有效控制疼痛。当患者接受抗肿瘤治疗后病灶缩小或消失,疼痛随之缓解,镇痛药物就可以减量至停用。

⑫ 临床中癌痛患者对疼痛治疗的常见顾虑有哪些?

癌痛患者常常对疼痛和疼痛治疗存在顾虑和担忧,主要如下:担心癌症疼痛不能得到有效缓解;担心长期使用阿片类药物会成瘾;担心现在用很多镇痛药以后可能就不管用了;担心用药时间长了停下来会不舒服;担心镇痛药物的副作用;担心总是诉说疼痛医护人员会烦;担心总是诉说疼痛会分散医生治疗癌症的注意力;担心出院以后开不到镇痛药;镇痛治疗花费多有经济方面的担忧等。以上顾虑如果不能消除,就会影响患者在疼痛治疗中的依从性,从而导致疼痛控制不良。

⑬ 癌痛患者担心出院开不到镇痛药而攒药怎么办?

有的患者担心出院以后开不到镇痛药,会在住院期间自行减量以存储一些药物以备出院以后使用,从而出现住院期间疼痛控制不良的现象。对于这种情况护理指导的要点如下:①对于出院后仍需按时服用阿片类镇痛药的患者,出院前提醒医生按相关规定为患者开具一定量的出院带药,包括阿片类药物的缓释制剂和即释制剂。②出院前告诉患者及家属在门诊办理麻醉药品登记表(麻卡)的手续以及开药流程,并提供文字说明,通常程序为:患者携带疾病诊断证明书、门诊大病历首页原件、身份证或其他有效证明文件的原件及复印件,到医院门诊部办理麻卡,持卡就可以在门诊专业科室或疼痛门诊开具阿片类药物。如果患者不能来医院,代办人应携带自己身份证明的原件、复印件及患者的资料。③如果患者出院后回到居住地，各地医疗机构规定和流程可能有所不同，应指导家属提前了解可以开具阿片类镇痛药的医疗机构及相关规定，提前准备材料办理相关手续，以保证患者出院后疼痛治疗不会中断。

⑭ 癌痛患者因担心长期服用阿片类药物会成瘾而出现自行减量或停药怎么办？

很多患者因担心长期使用阿片类药物会成瘾而出现自行减量或停药的行为，从而导致疼痛控制不良。对于这种情况，护士应恰当应用沟通技巧，评估患者的真实想法，如果患者"担心以后停药的时候会出现身体上的不适，很痛苦，停不下来，就像戒毒的人"，实际上他担心的是阿片类药物的生理依赖性。可以向患者解释这不是成瘾。真正的成瘾性也称精神依赖性，是阿片类药物的药理特性之一，是指为了得到精神上的欣快感而不择手段地获取并使用药物的行为，是滥用药物的行为。癌痛患者用阿片类镇痛药的目的是缓解疼痛，而不是追求精神上的快感，且规范使用镇痛药物发生成瘾的概率极低。

⑮ 癌痛患者担心长期服用镇痛药以后停不下来怎么办？

有患者担心长期服用镇痛药以后可能停不下来，停药会不舒服。护士应了解患者担心的实际上是阿片类药物的生理依赖性。生理依赖性是阿片类药物的药理特性之一，一般出现在突然停用药物或使用阿片类药物拮抗剂纳洛酮时，其典型症状有焦虑、易怒、寒战、出汗、流涕、恶心、呕吐、腹痛等，也称戒断症状。这种情况下可向患者讲解当引起疼痛的病因解除或疾病治疗有效，疼痛得以缓解时，医生会按照规范化的撤药方案来进行减量，一般先减量30%，2天后再减量25%，直到每天剂量相当于30 mg口服吗啡的剂量，继续服用2天后停药。规范化停药方案完全可以避免戒断症状的发生。

⑯ 癌痛患者担心现在用了很多镇痛药以后再加量就不管用了怎么办？

有很多癌痛患者诉说现在用了很多镇痛药，担心以后疼痛加重的时候再加量就不管用了，实际上患者担心的是镇痛药物的耐受性。在癌痛治疗中，正确理解阿片类药物的耐受性非常重要。阿片类药物的耐受性是指为了维持原有镇痛效果需要不断增加药物剂量，产生耐受性的最初表现是一定剂量的药物作用时间缩短。例如，原来按时服用长效镇痛药有效镇痛时间为12小时，用药几周以后有效镇痛作用时间维持不到12小时，就提示可能出现了药物耐受，应考虑增加镇痛药物剂量。有患者担心现在加量以后就不管用了，护士应告诉患者无需担心，因为阿片类药物有一个特点，也是最大的优点，即镇痛作用没有天花板效应，也就是说阿片类药物的镇痛作用没有上限，只要增加剂量，镇痛作用就会随之增加。

(17) 癌痛患者担心诉说疼痛会分散医护人员抗肿瘤治疗的注意力怎么办？

有患者担心总是说痛，医护人员就会把精力放在镇痛治疗上而忽略了治疗癌症。面对这样的顾虑，首先医护人员应向患者强调疼痛缓解的重要性，忍受疼痛只会让其焦虑、烦躁、寝食难安，降低生活质量，甚至影响抗肿瘤治疗的顺利进行，只有保持无痛的身心状态才能更好地配合原发病的治疗，促进康复。而医护人员也要高度重视症状管理，在癌症患者的诊疗全程，有效的症状管理和抗肿瘤治疗同等重要。

(18) 癌痛患者服用阿片类药物后曾出现恶心呕吐而不愿意再用药怎么办？

有患者以往服用阿片类药物后出现恶心呕吐，认为自己对该药过敏而拒绝再用药，从而限制了镇痛治疗的选择。针对这种情况，护士应向患者解释恶心呕吐是阿片类药物常见的不良反应之一，多见于初次使用阿片类药物的患者，这一不良反应可随用药时间延长而耐受，症状多在用药4～7天后就会消失。应告知患者这是阿片类药物的不良反应而不是过敏反应，是可以预防的。通常初次使用阿片类药物时，医生会开具预防恶心呕吐的药物，服用几天后可停用。

⑲ 癌痛患者服用阿片类药物后感到困倦想睡觉怎么办?

告知患者和家属镇静常见于初次使用阿片类药物及显著增加药物剂量时，轻度瞌睡易于唤醒属于正常反应，不需要处理，通常2～3天症状会自行消失。其间应注意保护患者安全，睡眠加床档，变换体位时动作缓慢，活动有人陪同，预防坠床和跌倒；也可通过饮茶或咖啡等方法保持觉醒。

⑳ 反复进行疼痛教育，患者总是忘记怎么办?

在给患者进行疼痛教育时，应遵循评估、计划、实施与评价的程序。先评估患者的学习能力和信息需求；结合评估结果制定教育计划，包括提供教育的方式、时间、场所、内容等；按照计划采用合适的方式实施教育；通过提问、确认、观察患者用药行为等方法评价患者是否掌握了传达的信息，以确定疼痛教育的效果。对未掌握或部分掌握的患者分析原因，重新制定教育计划，除口头宣教外，还可以结合文字、图片说明的教育形式，加深患者的理解和记忆，对于老年人和儿童，疼痛教育的对象应包括主要照顾者在内。

㉑ 对濒死期患者的家属进行镇痛治疗宣教的要点有哪些?

患者进入濒死期，家属可能担心发生呼吸抑制而要求医生减少或停用镇痛药物，导致患者出现疼痛加重、躁动不安。对于濒死期患者，死亡已在预料之中，一方面，护士应充分评估家属的顾虑，引导其正确理解濒死期镇痛治疗的目的是减轻患者的痛苦，促进其舒适、有尊严地离世，而不是让亲人在痛苦中离开。另一方面，生命末期癌痛患者多为阿片类药物耐受的患者，极少发生呼吸抑制，告诉家属此时的意识和呼吸的改变是死亡进程的正常表现，是因为疾病进展而非阿片类药物所致。

㉒ 癌痛患者出院指导的主要内容有哪些?

①遵医嘱按时使用长效镇痛药，出现爆发痛使用即释镇痛药解救。②按时服用缓泻剂预防便秘，密切监测排便情况，如果出现便秘及时处理。③记录疼痛日记，包括疼痛部位、性质、强度、加重及缓解的因素，对生

活质量的影响，服用药物的名称、剂量、时间、有无药物副作用，疼痛缓解程度等。④通过线上或门诊复诊将疼痛日记反馈给医护人员。如果疼痛控制不良，医护人员可以从疼痛日记中查找原因，及时调整药物剂量、处理药物不良反应、提供针对性的指导。⑤说明院外出现哪些疼痛相关情况需要立即就诊。

23 癌痛患者在院外出现哪些情况需要就诊？

出院期间如果出现新发部位的疼痛、疼痛性质发生改变、严重的恶心呕吐、多日未排便、白天易睡且很难唤醒或意识模糊、出现部位固定并持续加重不缓解的疼痛可疑肿瘤相关急症等情况，应及时与医护人员联系或到医院就诊。

24 如何发挥家属在疼痛管理中的作用？

家属在癌痛患者的疼痛治疗中发挥重要作用，尤其是居家期间。为发挥家属在居家期间的积极作用，护士应做到以下几点：①出院前了解患者的主要家庭照顾者，评估其关于患者疼痛治疗的相关信息需求。②请家属与患者一起接受出院疼痛指导，包括出院带药、服用方法及院外取药流程。③请家属了解患者居家期间按时服用镇痛药的重要性以及自己的提醒和监督责任。④告知家属居家期间镇痛药物储存注意事项、提醒患者按时用药、督促患者记录疼痛日记、重视药物不良反应预防措施、提供情感支持、出现何种情况应及时就医等。

25 医疗机构提供疼痛随访的目的是什么？

癌痛是慢性病程，许多患者出院以后仍需规律服用镇痛药物治疗，医疗机构提供疼痛随访可为院外癌痛患者提供连续的专业支持，保证疼痛管理的连续性和有效性，促进疼痛得到有效缓解，提高生活质量，减少患者因疼痛相关问题再入院的次数。

㉖ 对哪些癌痛患者需要提供出院后随访或院外管理?

出院仍伴有疼痛并需要规律使用药物维持镇痛治疗的患者。

㉗ 癌痛随访工作的主要内容有哪些?

居家期间,癌痛患者和家属需要专业支持,疼痛随访支持的主要内容包括:全面评估患者的情况并教会患者如何正确评估自己的疼痛强度;识别疼痛缓解不满意的患者,提供针对性的护理指导;教会患者及家属正确使用镇痛药物;指导患者预防、观察及正确处理药物不良反应,如便秘、恶心呕吐、排尿困难等;提供针对性的健康教育,改善患者疼痛及其治疗相关的知识和信念;为患者提供疼痛管理的相关信息,如麻卡办理方法、疼痛门诊医生出诊信息、疼痛咨询热线电话、疼痛全程管理APP等;提供心理情感支持等。

㉘ 如何确定癌痛随访的时机?

患者的疼痛情况不同,其需求也不同,因此随访时间没有固定间隔。但为了保证医疗机构的癌痛随访工作有序进行,仍需对癌痛随访的时机有所规定。结合癌痛患者的需求,推荐随访时机如下:若患者疼痛控制不佳(过去24小时基础疼痛强度NRS评分>3分、爆发痛>3次)或镇痛药物不良反应严重,建议至少每3天进行一次随访;若患者疼痛缓解充分(过去24小时基础疼痛强度NRS评分≤3分、爆发痛≤3次),可适当延长随访间隔,建议每7~10天提供一次随访。此外,需要强调的是,不论患者的随访间隔是多长时间,随访人员都需要告知患者居家期间如果发生了疼痛加重不缓解或新发疼痛,可以通过疼痛门诊、疼痛热线电话、线上咨询等途径主动向医护人员反馈和寻求帮助。

㉙ 医护人员提供癌痛随访前应该做哪些准备?

为了在随访过程中更准确地识别患者的疼痛相关问题,做好随访前的准备非常重要。随访前应查看患者出院时的病历资料或上一次随访记录,了解患者的年龄、最近疾病诊断（尤其是可能与疼痛相关的诊断，如骨转移、肿瘤压迫、带状疱疹等）、合并症（心脏、肺、肝、肾疾患等）、当前的治疗方式及出院疼痛治疗医嘱等。对患者的疾病和疼痛治疗情况的全面了解是理解、识别和解决患者居家期间可能出现的疼痛相关问题的前提。如果是连续随访，还应提前查看上一次随访记录，了解上一次随访发现的疼痛相关问题及随访人员给予的专业意见，本次随访则重点追踪评价该问题是否已经得到解决。每一次随访记录的内容应连续、清晰，才能为下一次随访提供准确的背景资料。

㉚ 对癌痛患者院外随访要解决哪些问题？

癌痛随访的目的是发现患者居家期间存在的疼痛相关问题，并提供专业支持，以减少患者因疼痛再入院的次数。随访中应首先对患者的疼痛情况进行全面评估（见第二篇"疼痛筛查与评估"），在评估过程中发现患者的疼痛相关问题，包括有无基础疼痛控制不良、爆发痛频繁、阿片类药物所致便秘等，进一步评估其严重程度，结合诊疗规范深入分析原因，再给予针对性的指导解决问题。例如，患者主诉基础疼痛控制不满意，随访医护人员应进一步了解患者当前镇痛药物的服药剂量、时间、方法是否正确，如果有不正确的环节及时纠正，如果考虑镇痛药物剂量不足，指导患者正确调整药物剂量。

㉛ 院外疼痛随访有哪些方式？

如果条件允许，居家癌痛患者可定期到门诊就诊，这是一种院外随访的方式。由医护人员通过电话随访提供支持也是一种较为常用的随访方式。近些年，随着信息化手段的发展，微信、视频、线上门诊等方式为随访工作提供了便捷。此外，随着分级诊疗的推动，患者从三级医院转诊到基层医院，由基层医院专业人员提供居家访视作为慢病管理的方式同样适用于癌痛患者。

㉜ 医护人员在疼痛随访工作中有哪些注意事项？

为出院癌痛患者提供电话随访时的注意事项如下：因疼痛是患者的主观感受，随访尽可能联系到患者本人；需要全面了解患者情况后再给予指导意见，因此良好的沟通技巧和全面的疼痛评估非常重要；若在随访中遇到自己不确定如何解答的问题，不盲目给予意见，可以咨询相关专业人员后再予回复；能够识别肿瘤急症相关的疼痛，如骨折、晚期癌症患者的硬膜外或软脑膜转移、感染相关的疼痛、脏器阻塞或穿孔等引发的剧烈疼痛，若怀疑可能发生肿瘤相关急症，建议患者立即就诊。

㉝ 如何评价疼痛随访的效果？

疼痛随访效果的评价与随访目的密切相关。疼痛随访的最终目的是减轻患者的疼痛，提高其生活质量，因此疼痛随访的效果评价至少应包括患者的疼痛缓解情况、疼痛及疼痛治疗对生活的影响、患者对疼痛管理的满意度等。除此之外，通过随访可改善患者服用镇痛药物的依从性，增加患者的疼痛知识或增强信念、减轻药物不良反应等，这些过程性的指标也可以作为疼痛随访的效果评价指标。

㉞ 疼痛随访中常见的疼痛相关问题有哪些？

疼痛随访中常见问题包括：基础疼痛控制不良；爆发痛次数较多；阿片类药物相关不良反应如恶心呕吐、便秘、尿潴留等不知如何应对；对疼痛治疗存在误区或顾虑；未按时服药、自行减量或自行停药导致疼痛控制不良；镇痛药物供给不足；复合制剂服用超量等。

㉟ 疼痛随访中发现患者基础疼痛控制不满意，如何给予指导？

随访前应了解患者的疾病状况、出院前的疼痛情况及出院疼痛治疗医嘱；在随访中应全面评估患者的疼痛部位、性质、强度、对生活质量的影响等，判断患者的疼痛是否得到满意的缓解。当按时服用长效阿片类药物的患者基础疼痛控制不满意（疼痛强度NRS评分超过3分），除外新发疼痛和疼痛性质改变的情况，可考虑增加长效阿片类药物剂量，如基础疼痛强度NRS评分4～6分，可建议患者按25%～50%幅度增加剂量，如基础疼痛强度NRS评分7分及以上，可建议患者按50%～100%幅度增加剂量。长效阿片类药物背景剂量较大的患者应慎重，必要时可使用即释制剂重新滴定有效剂量，或进行全面疼痛评估后，根据疼痛性质增加辅助药物。

36 疼痛随访中发现患者爆发痛次数频繁，如何给予指导？

对于出院后如仍需规律服用阿片类药物维持镇痛治疗的患者，在患者出院时应查看出院医嘱，确保出院带药同时包含有长效阿片类药物（缓释阿片制剂）和短效阿片类药物（即释制剂如吗啡片）；指导患者居家期间按时服用缓释制剂保持稳定的血药浓度以控制基础疼痛，当出现爆发痛时，应立即服用即释制剂控制爆发痛，剂量为日总剂量的10%～20%；如果爆发痛次数超过3次/24小时，提示基础疼痛控制不良，则建议患者增加长效阿片类药物的剂量。

37 患者对阿片类药物引起的便秘的预防并不在意怎么办？

住院期间，除外腹泻或肠梗阻等禁忌证，癌痛患者在服用阿片类药物期间应按时服用缓泻剂预防便秘，但很多患者并不在意，认为缓泻剂只有在出现便秘的时候才需要服用。对于这种情况，疼痛教育应注意以下几点：第一，充分告知患者便秘的危害，便秘不仅让患者感到不适，还可引发恶心、厌食、疲乏、痔、肛裂、粪便嵌塞等，影响生活质量，严重便秘可能诱发恶性肠梗阻，不仅增加身心痛苦，还可能影响抗肿瘤治疗的顺利进行；第二，强调便秘是阿片类药物最常见的不良反应，且不因长期用药而耐受，单纯饮食习惯的调整通常不能有效预防阿片类药物所致便秘，只有按时使用缓泻剂才能预防便秘的发生。

38 关于阿片类药物所致便秘的预防，宣教要点包括哪些内容？

①向患者强调便秘是阿片类药物最常见的不良反应且不因长期用药而耐受，因此疼痛治疗期间应按时服用缓泻剂预防便秘；②首选渗透性泻剂或刺激性泻剂，建议联合使用刺激性泻剂和润滑性泻剂或使用二者的复方制剂；③缓泻剂剂量以保证每1～2日排出一次成形软便为准；④缓泻剂建议空腹或睡前服用；⑤直肠局部频繁用药容易引起肿瘤患者的黏膜损伤、出血及感

染，因此开塞露不能常规用于预防便秘，仅用于解除急性粪便嵌塞；⑥告知患者其他可能引起或加重便秘的因素，例如食物中缺乏纤维素、饮水过少、活动减少、排便不规律、血钾低、服用抗酸药等。如有以上情况应积极采取措施以预防便秘的发生，包括增加食物中纤维素的摄入、多饮水、养成规律的排便习惯、纠正电解质紊乱等。

(39) 癌痛随访中患者主诉出现了严重便秘，如何给予指导？

随访过程中，很多患者诉说数日无排便或排便困难。这种情况下，首先应全面评估患者的排便情况，包括排便次数和形状，有无粪便干结、排便困难，是否伴有疼痛、恶心呕吐、排气改变等，根据评估结果给予相应指导。常见情况如下：第一种情况，患者诉排便次数减少、粪便干结，考虑为严重便秘，可指导患者增加缓泻剂的剂量以促进排便；第二种情况，如直肠末端堆积干结粪便，排出困难，考虑粪便嵌塞，指导患者使用开塞露或甘油灌肠剂肛入，解除粪便嵌塞后，再按时服用缓泻剂预防便秘；第三种情况，患者多日未排便，出现新发腹痛，持续加重，可能伴排气减少或恶心等不适，考虑严重便秘继发肠梗阻，建议患者到附近医院行腹部X线检查协助诊断。第二种和第三种情况禁止使用刺激性泻剂。

(40) 如果没有医生一起参与，可以开展疼痛随访吗？

有些医院在开展疼痛随访工作时感到很困难，主要原因是护士对在随访过程中遇到的各种疼痛相关问题不知道如何处理，而此时又没有医生一起随访。这个问题可以从以下几个方面理解：第一，护士了解癌痛患者的需求，沟通起来更容易，因此疼痛随访工作可以由护士主导开展。第二，随访护士应接受过癌痛治疗及护理的系统培训，只有熟悉癌痛评估方法及治疗原则并能熟练应用，才能在随访过程中发现问题，并给予正确指导。第三，应认识到即使是专业护士也不可能无所不知，在疼痛随访中遇到复杂性疼痛或不确定的问题时，也可以先向团队中的医生、药师、心理治疗师等其他成员咨询后，再回复患者。第四，认识到随访工作的局限性，随访不能解决所有问题，但是可以在患者需要的时候为他们提供指导，例如患者出院带药因为疼痛加重提前服完，随访无法给患者开具镇痛药，但可以告知就诊流程，指导患者到门诊开药。

测试题

【判断题】

1. 癌症患者到了疾病晚期或终末期都会出现疼痛。

2. 患者出现疼痛或疼痛加重并不都意味着病情进展。

3. 如果需要使用阿片类药物，意味着生命已经到了终末期阶段。

4. 疼痛能忍则忍，现在用太多阿片类药物以后再加量就不管用了。

5. 用阿片类药物时间越长越容易成瘾。

【选择题】

1. 对癌痛患者的疼痛教育主要包括

   A. 灌输无需忍痛的观念

   B. 指导患者正确评估自己的疼痛情况

   C. 指导患者正确用药

   D. 讲解疼痛相关概念，消除患者对疼痛治疗的顾虑

2. 关于阿片类药物成瘾性，以下叙述正确的是

   A. 用药剂量越大越容易成瘾

   B. 用药时间越长越容易成瘾

   C. 成瘾是指患者为了追求精神上的欣快感而不择手段地获取药物的行为

   D. 规范使用阿片类药物极少发生成瘾

3. 关于阿片类药物的生理依赖性，以下叙述正确的是

   A. 阿片类药物突然撤药后出现出汗、哈欠、腹泻及激惹症状，也称戒断症状

   B. 患者对药物使用失去自控力、不择手段要获取药物

   C. 为了达到相同的镇痛效果要求增加药物剂量

   D. 通常发生在服用阿片类药物一段时间且用药剂量较大突然停药时

4. 患者女性，50岁。卵巢癌术后复发，多发骨转移，按时服用阿片类药物镇痛治疗，未按时服用缓泻剂。出院后护士电话疼痛随访，患者主诉2日未排便、粪便干结、排出困难，无恶心、腹痛等不适。以下指导正确的是

   A. 告诉患者便秘是阿片类药物常见的不良反应，应按时服用缓泻剂预防

B. 指导患者正确服用缓泻剂，可增加缓泻剂剂量，保证每1～2天排出一次成形软便

C. 如干结的粪便无法排出，可使用开塞露或甘油灌肠剂肛入解除急性粪便嵌塞

D. 建议患者停用阿片类药物或更换镇痛药物种类

5. 患者女性，50岁。卵巢癌术后复发，多发骨转移，按时服用阿片类药物镇痛治疗，未按时服用缓泻剂。出院后护士电话疼痛随访患者主诉近2日出现腹痛，间断绞痛，疼痛强度NRS评分6～7分，4日未排便，无恶心呕吐，有排气。以下做法正确的是

A. 指导患者使用刺激性泻剂如番泻叶或使用促胃动力药

B. 考虑阿片类药物引起的严重便秘继发粪便嵌塞，指导患者使用开塞露或甘油灌肠剂肛入

C. 如使用B措施后疼痛未缓解或持续加重，建议到附近医院行腹部X线检查排除肠梗阻

D. 指导患者解除粪便嵌塞后应每日按时服用缓泻剂预防便秘

答案

【判断题答案】

题号	1	2	3	4	5
答案	×	√	×	×	×

【选择题答案】

题号	1	2	3	4	5
答案	ABCD	CD	AD	ABC	BCD

《 参考文献 》

1. Agency for Health Care Policy and Research. 王瑛，译. 天津：天津科技翻译出版公司，1997.

2. NCCN Clinical Practice Guidelines in Oncology. Adult Cancer Pain, Version 2. 2021-June 3, 2021.

3. 国家卫生健康委合理用药专家委员会，中国药师协会. 癌痛合理用药指南. 北京：人民卫生出版社，2020.

4. 北京市疼痛质量控制和改进中心癌痛专家组. 北京市癌症疼痛管理规范（2017版）. 中国疼痛医学杂志，2017，2（12）：881-889.

5. 中国抗癌协会癌症康复与姑息治疗专业委员会（CRPC）. 难治性癌痛专家共识（2017版）. 中国肿瘤临床，2017，44（16）：781-793.

6. 北京护理学会肿瘤专业委员会，北京市疼痛治疗质量控制和改进中心. 北京市癌症疼痛护理专家共识（2018版）. 中国疼痛医学杂志，2018，24（9）：641-648.

7. 陆宇晗，陈钒. 肿瘤姑息护理实践指导. 北京：北京大学医学出版社，2017.

8. Bonnie Freeman. 生命终期的温暖照护——以人为本富有同情心的临终护理. 陆宇晗，译. 北京：北京大学医学出版社，2019.

9. 玛格丽特·欧文，李安·约翰逊. 循证实践—癌症症状控制指南手册. 强万敏，译. 天津：天津科学技术出版社，2017.

10. 于文华，杨红，陆宇晗，等. 美国疼痛协会患者结局问卷跨文化调适及在癌痛患者中的信效度检验. 中国实用护理杂志，2020，36（5）：331-336.

11. 李娜，陆宇晗，于文华，等. 呼吸抑制的危险因素及预防研究进展. 中国疼痛医学杂志，2021，27（4）：292-296.

12. 金淼，杨红，于文华，等. 癌症疼痛护理记录质量评价标准的建立与应用. 中华现代护理杂志，2019，25（27）：3443-3446.

13. Ma X, Yu W, Yang H, et al. Relationships between patient-related

attitudinal barriers, analgesic adherence and pain relief in Chinese cancer inpatients. Supportive Care in Cancer，2020，28（7）: 3145–3151.

14. Yu W, Li D, Lu Y, et al. Knowledge and Attitudes of Chinese Oncology Nurses Regarding Cancer Pain Management—a Cross-Sectional Study. Journal of Cancer Education, 2020, April, https://doi. org/10. 1007/s13187-020-01743-z

15. Ma X, Yu W, Lu Y, et al. Congruence of Cancer Pain Experience Between Patients and Family Caregivers and Associated Factors: a multicenter cross-sectional study in China. Supportive Care in Cancer, 2021, 29: 5983-5990.

参
考
文
献